Die „Monographien aus dem Gesamtgebiete der Neurologie und Psychiatrie" stellen eine Sammlung solcher Arbeiten dar, die einen Einzelgegenstand dieses Gebietes in wissenschaftlich-methodischer Weise behandeln. Jede Arbeit soll ein in sich abgeschlossenes Ganzes bilden. Diese Vorbedingung läßt die Aufnahme von Originalarbeiten, auch solchen größeren Umfanges, nicht zu.

Die Sammlung möchte damit die Zeitschriften „Archiv für Psychiatrie und Nervenkrankheiten, vereinigt mit Zeitschrift für die gesamte Neurologie und Psychiatrie" und „Deutsche Zeitschrift für Nervenheilkunde" ergänzen. Sie wird deshalb deren Abonnenten zu einem Vorzugspreis geliefert.

Manuskripte nehmen entgegen

<table>
<tr><td>aus dem Gebiete der Psychiatrie:</td><td>Prof. Dr. M. Müller,<br>Bern, Bolligenstraße 117</td></tr>
<tr><td>aus dem Gebiete der Anatomie:</td><td>Prof. Dr. H. Spatz,<br>Gießen, Friedrichstraße 24</td></tr>
<tr><td>aus dem Gebiete der Neurologie:</td><td>Prof. Dr. P. Vogel,<br>Heidelberg, Voßstraße 2</td></tr>
</table>

MONOGRAPHIEN AUS DEM GESAMTGEBIETE DER NEUROLOGIE UND
PSYCHIATRIE

HERAUSGEGEBEN VON

M. MÜLLER - BERN · H. SPATZ - GIESSEN · P. VOGEL - HEIDELBERG

HEFT 97

# DAS SUBDURALE HÄMATOM UND DIE PACHYMENINGITIS HAEMORRHAGICA INTERNA

VON

## GÜNTHER WOLF

PRIVATDOZENT FÜR PSYCHIATRIE UND NEUROLOGIE
OBERARZT AN DER PSYCHIATRISCHEN UND NEUROLOGISCHEN KLINIK
DER UNIVERSITÄT DES SAARLANDES IN HOMBURG

MIT 38 ABBILDUNGEN

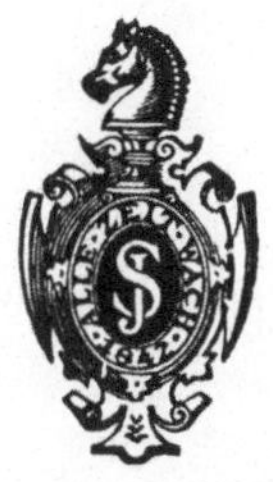

SPRINGER-VERLAG

BERLIN · GÖTTINGEN · HEIDELBERG

1962

ISBN 978-3-540-02885-7          ISBN 978-3-642-86086-7 (eBook)
DOI 10.1007/978-3-642-86086-7

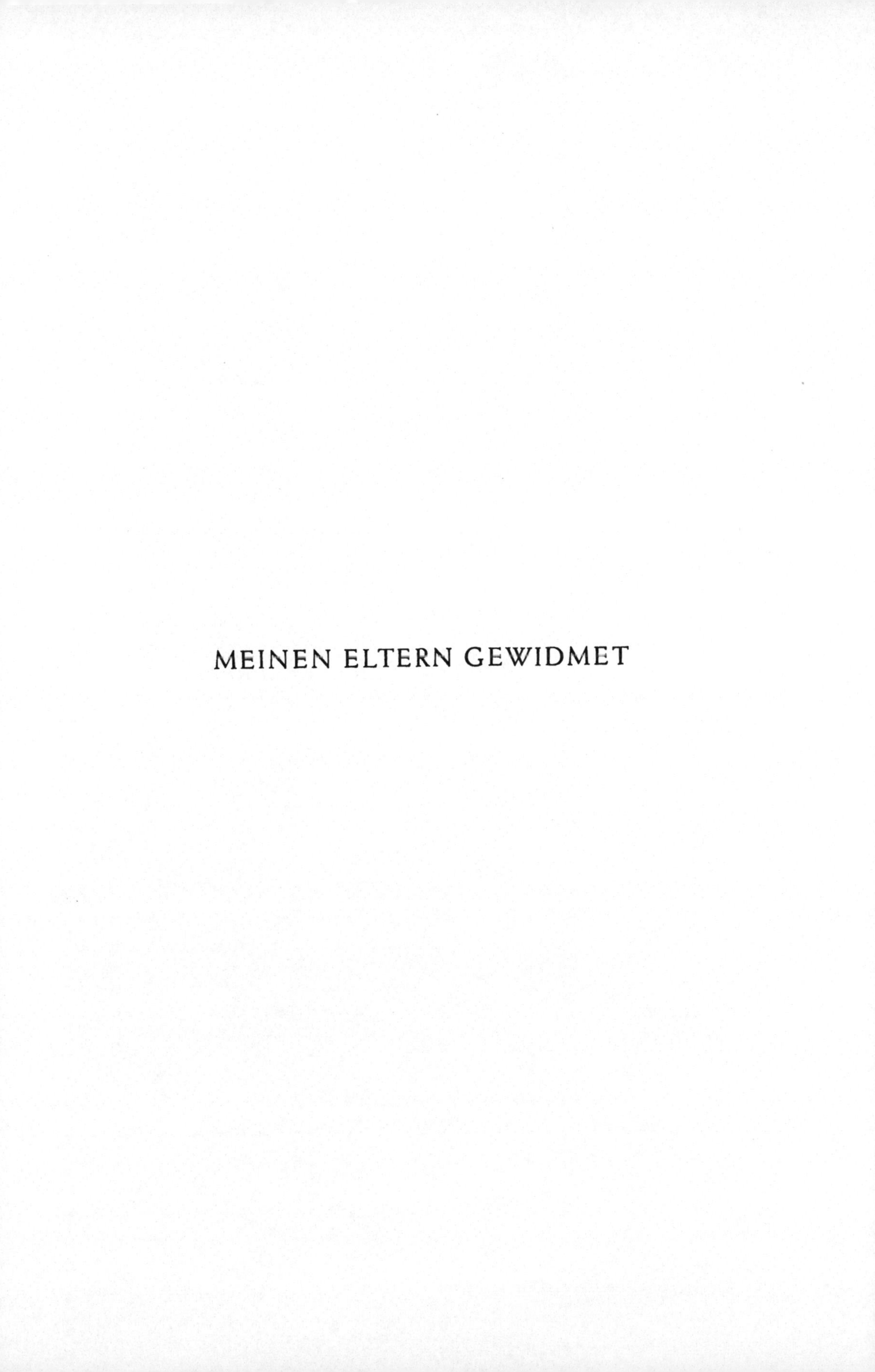

MEINEN ELTERN GEWIDMET

# Inhaltsverzeichnis

# A. Einleitung

Die nosologischen Beziehungen zwischen den subduralen Blutungen traumatischer Genese und den Durablutungen auf dem Boden entzündlicher oder degenerativer Veränderungen der harten Hirnhaut sind bisher noch nicht endgültig geklärt. Ähnlichkeiten des morphologischen Bildes und der klinischen Erscheinungen bringen es mit sich, daß die Bezeichnungen „subdurales Hämatom" und „Pachymeningitis haemorrhagica interna" vielfach synonym gebraucht werden. Dabei werden von manchen Autoren zwei pathogenetisch verschiedene, klinisch und auch pathologisch-anatomisch jedoch nicht ausreichend unterscheidbare Krankheitsbilder angenommen. Andere Bearbeiter meinen, daß in allen Fällen eine einheitliche Pathogenese gegeben sei und verneinen dann je nach ihrer Einstellung entweder die Existenz einer Pachymeningitis haemorrhagica interna sui generis oder die eines traumatisch bedingten subduralen Hämatoms. Schließlich wird auch die Auffassung vertreten, daß eine klare Unterscheidung zwischen traumatischem subduralen Hämatom und Pachymeningitis haemorrhagica zum wenigsten auf Grund des morphologischen Befundes möglich sei und auch klinisch eine weitgehende Trennung angestrebt werden müsse.

Die bisher noch bestehenden Unklarheiten machen es erforderlich, immer wieder die klinischen und pathologisch-anatomischen Befunde zu überprüfen und miteinander zu vergleichen. In dieser Arbeit soll untersucht werden, wieweit *klinische* Beobachtungen zu einer Klärung der Probleme beitragen können. Dabei ist besonders zu fragen, ob sich fest umrissene Krankheitsbilder erarbeiten lassen, die dem einen oder anderen morphologischen Befund zugeordnet werden können und ob weiterhin die klinischen Gegebenheiten irgendwelche Rückschlüsse auf Syndromgenese und Pathogenese zulassen.

Der Arbeit liegen Beobachtungen bei 102 Kranken mit Durablutungen zugrunde. Alle Patienten wurden in der Universitäts-Nervenklinik Köln untersucht und behandelt. Herrn Professor Dr. W. Scheid habe ich für die Erlaubnis zur Verwendung der Krankengeschichten und für weitgehende Unterstützung und Förderung bei der Durchführung der Arbeit zu danken.

Bei 80 Patienten wurde eine operative Behandlung durchgeführt und zwar wurden 79 Patienten in der Neurochirurgischen Universitätsklinik Köln, 1 Patient (Fall 45) in der Chirurgischen Universitätsklinik Köln operiert. Herrn Professor Dr. W. Tönnis schulde ich Dank für die Genehmigung, die Krankenblätter der Neurochirurgischen Universitätsklinik einschließlich der darin enthaltenen Operationsbefunde und der Ergebnisse in der Neurochirurgischen Klinik Köln durchgeführter histologischer Untersuchungen mit auszuwerten.

# B. Problemstellung

## I. Historischer Überblick

Die verschiedenen Anffassungen bezüglich der beiden Krankheitsbilder, nämlich, daß die Durablutungen traumatisch entstünden, daß sie spontan einsetzten als Folge einer Erkrankung der harten Hirnhaut oder, daß beide Möglichkeiten gegeben seien, haben auch in früheren Jahren gleichzeitig nebeneinander bestanden oder haben einander in zeitlichem Wechsel abgelöst. Nicht ohne Reiz ist es, den Pendelschlag der Lehrmeinungen in der Vergangenheit zu verfolgen und zu sehen, wie immer wieder neue Argumente zur Stütze der einen oder der anderen These vorgebracht werden oder alte, lange unbeachtet gebliebene nach einigen Jahrzehnten wieder neu in der Diskussion erscheinen.

Vier verschiedene Zeitabschnitte könnte man abgrenzen, in denen jeweils das Krankheitsbild anders gedeutet wurde. In der Zeit von der ersten Beschreibung einer subduralen Blutung durch A. PARÉ und A. VESALIUS bis etwa zur Mitte des vorigen Jahrhunderts wurden diese Blutungen ganz allgemein als Traumafolge angesehen. Dann setzte sich die zunächst von R. HESCHL (1855), dann von J. CRUVEILHIER (1856) und schließlich vor allem von R. VIRCHOW (1857 u. 1863) vertretene, bis in die ersten Jahrzehnte des 20. Jahrhunderts vorherrschende Auffassung durch, die Blutung sei Folge einer primären degenerativen oder, wie R. VIRCHOW meinte, entzündlichen Duraveränderung. R. VIRCHOW prägte für diese entzündliche Duraveränderung den Begriff der Pachymeningitis haemorrhagica interna. Er lehnte übrigens eine traumatische Genese subduraler Blutungen nicht ausdrücklich ab, sah sie aber wohl als äußerst selten an.

Sehr gründliche histologische Studien führten um die Jahrhundertwende L. JORES und seine Schüler H. LAURENT und C. F. VAN VLEUTEN durch. Dabei gelang es ihnen, Unterschiede im pathologisch-anatomischen Befund zwischen traumatischer subduraler Blutung und den Hämorrhagien auf dem Boden krankhafter Duraveränderungen in überzeugender und heute noch gültiger Form nachzuweisen. Sie trennten die traumatische subdurale Blutung, bei der das in den Subduralraum gelangte Blut in der gleichen Weise organisiert wird, wie Hämatome an anderen Körperstellen und es sich also letztlich um einen regressiven Vorgang handelt, von den Blutungen auf dem Boden der Pachymeningitis haemorrhagica interna. Als charakteristischen Befund der Pachymeningitis haemorrhagica sahen sie eine Proliferation der subendothelial gelegenen Duragefäße an, die ihrer Auffassung nach auch den pathologischen Prozeß einleitet. Diese Gefäßproliferation stellte sich den Autoren in Flächenpräparaten besonders gut dar. Die von R. VIRCHOW als das primäre angesehene Fibrinexsudation ist nach L. JORES, H. LAURENT und C. F. VAN VLEUTEN eine Folge der Gefäßproliferation. Das Verdienst dieser Forscher liegt darin, erstmalig zwei pathologisch-anatomische Bilder herausgearbeitet und gegeneinander abgegrenzt zu haben, denen die nach der Klinik zu vermutenden, pathogenetisch verschiedenen Krankheitsbilder zugeordnet werden können, die traumatische subdurale Blutung und die Blutung in die krankhaft veränderte Dura bei der sogenannten Pachymeningitis haemorrhagica. Entsprechend der damals herrschenden Lehre wurde dabei die traumatische subdurale Blutung als seltenes Ereignis angesehen.

Arbeiten, die eine traumatische Genese subduraler Blutungen in den Vordergrund stellten, wie die von LEDDERHOSE (1895) und W. BRION (1896), in denen erstmalig über die operative Behandlung der Durablutungen berichtet wird, fanden seinerzeit nur wenig Beachtung. Auch die ausführliche Darstellung des Krankheitsbildes des traumatischen subduralen Hämatoms durch W. TROTTER (1914) vermochte noch nicht einen Wandel der Auffassungen herbeizuführen. Ein solcher trat erst ein unter dem Eindruck der Veröffentlichungen amerikanischer Neurochirurgen, besonders T. J. PUTNAMS u. H. CUSHINGS (1925). In der Folgezeit wurde die Pachymeningitis haemorrhagica als seltenes Ereignis, z. T. auch als Ausdruck einer traumatischen Duraschädigung angesehen.

Von verschiedenen Autoren wurde sogar die Existenz einer Pachymeningitis haemorrhagica interna sui generis vollständig abgestritten. Auch H. HANKE (1939), dem wir die erste größere zusammenfassende Darstellung des Krankheitsbildes in deutscher Sprache verdanken, vertrat einen ähnlichen Standpunkt. Er läßt nur eine symptomatische Pachymeningitis bei entzündlichen Nachbarschaftsprozessen oder auch eine metastatisch entstandene Entzündung der harten Hirnhaut gelten und unterstellt darüber hinaus die Möglichkeit des spontanen Auftretens von Blutungen unter die harte Hirnhaut bei bestimmten, zu Blutungsneigungen führenden Krankheiten. Eine idiopathische Pachymeningitis haemorrhagica lehnt er ab.

Daß jedoch dieser radikale Umschwung nicht berechtigt war, wies A. v. ALBERTINI (1941 u. 1942) in gründlichen anatomischen Untersuchungen nach, in denen er methodologisch an L. JORES, H. LAURENT und C. F. VAN VLEUTEN anknüpfte. A. v. ALBERTINI kam dabei auch im wesentlichen zu den gleichen Ergebnissen wie die erwähnten drei Autoren. Er fand bei der idiopathischen Pachymeningitis haemorrhagica immer eine starke Gefäßwucherung in der inneren Duraschicht, die beim traumatischen subduralen Hämatom nicht nachgewiesen werden konnte. Die Blutung liegt nach seinen Untersuchungen bei der Pachymeningitis haemorrhagica intradural, beim subduralen Hämatom jedoch subdural.

An diese Untersuchungsbefunde A. v. ALBERTINIS anknüpfend und auf eine große Zahl eigener Obduktionsbefunde gestützt, ging nun K. H. LINK (1945) noch einen Schritt weiter und vollzog abermals eine Schwenkung, indem er erklärte, es gibt nur eine idiopathische Pachymeningitis haemorrhagica interna. Die traumatische Blutung in den Subduralraum führt nie zu progredienten klinischen Erscheinungen. Das von den Klinikern als traumatisches subdurales Hämatom angesprochene Krankheitsbild ist in Wirklichkeit traumaunabhängig und durch eine Pachymeningitis haemorrhagica interna bedingt.

In vielen Arbeiten wurde teils zustimmend, teils ablehnend zu den von K. H. LINK vorgebrachten Argumenten Stellung genommen. Für den letzten Zeitabschnitt, den man von den Arbeiten A. v. ALBERTINIS und K. H. LINKS an datieren könnte, ist dieses Nebeneinanderbestehen zweier gegensätzlicher Meinungen kennzeichnend. Die Lebhaftigkeit der Diskussion zeigt, wie weit wir auch heute noch von einer endgültigen Klärung entfernt sind. Das Hauptproblem, ob die Blutungen im Bereich der Dura mater auf dem Boden einer idiopathischen Erkrankung der harten Hirnhaut entstehen oder ob sie traumatisch bedingt sind, ist auch heute noch, wie vor hundert Jahren, zur Zeit R. VIRCHOWs, nicht eindeutig zu beantworten. Weiter ist auch heute noch unentschieden, warum bei einer traumatisch entstandenen Blutung klinische Ausfälle oft erst viele Wochen nach der Verletzung manifest werden; schließlich ist auch noch ungeklärt, wo die Blutungsquelle bei einer traumatischen Blutung zu suchen ist.

Ist somit auch unser Wissen um die Pathogenese des Krankheitsbildes nicht wesentlich größer als vor hundert Jahren, so muß doch hervorgehoben werden, daß im praktisch klinischen Handeln gerade in den letzten Jahrzehnten ein ganz erheblicher Fortschritt erzielt werden konnte und daß dank der Entwicklung der neurologisch-neurochirurgischen Diagnostik und Therapie das früher als absolut infaust angesehene Krankheitsbild heute zu den in therapeutischer Hinsicht dankbarsten Gebieten der Neurologie gehört.

## II. Die normale Anatomie der Dura mater

Die makroskopische Anatomie der Dura mater ist für die hier interssierenden Fragen von geringer Bedeutung. Auf ihre Darstellung kann deswegen verzichtet werden, auf die ausführliche Schilderung von H. FERNER u. R. KAUTZKY (1959) sei verwiesen. Die mikroskopische Anatomie der Dura mater wurde in den Jahren 1875/1876 von A. KEY u. G. RETZIUS dargestellt. Diese klassische Beschreibung bedarf nur weniger Ergänzungen auf Grund späterer Untersuchungen. Die gesamte Dura, deren Dicke nach E. CHRISTENSEN (1944) zwischen 0,36 und 0,88 mm schwankt und immer weniger als 1 mm beträgt, besteht aus zwei Schichten eines derben Bindegewebes, zwischen dessen Fasern spindelige Zellen eingelagert sind. Die äußere Schicht entspricht — auch entwicklungsgeschichtlich — dem Periost des Schädelknochens; die Fasern durchflechten sich in ihr stärker als in der inneren Schicht, in der sie meist parallel der Oberfläche verlaufen. Schädelwärts und gehirnwärts wird die Dura durch eine endothelartige Membran begrenzt, die aus einem strukturlosen, elastische Fasern enthaltenden Häutchen und der eigentlichen Endothelschicht mit großen ovalen Zellen besteht.

Die Dura verfügt über ein Gefäßsystem von ganz eigentümlichem Aufbau, dessen Bedeutung noch nicht übersehen werden kann. Unsere derzeitigen Kenntnisse beruhen vor allem auf den Untersuchungen R. A. PFEIFERS (1930). Er konnte an einem Injektionspräparat das ganze Gefäßsystem der Dura darstellen. Es besteht nach ihm aus vier reichlich miteinander in Beziehung tretenden Gefäßnetzen: einem weitmaschigen arteriellen Netz aus gestreckt verlaufenden dünnen Arterien und einem darunter liegenden venösen Geflecht, in das die Arterien mittels zapfenförmiger Fortsätze der Venen einmünden, ohne daß eine echte Capillarbahn im üblichen Sinne erkennbar wird. Diese beiden äußeren Netze bilden das Gefäßsystem des äußeren periostalen Durablattes. Das System erhält sein Blut aus den Meningealarterien und über Anastomosen aus den Diploegefäßen. Als dritte Schicht schließt sich — gehirnwärts — ein Netzwerk aus stark geschlängelten „mäanderförmigen" Arterien und bizarr geformten, teils weite Sinus bildenden, die Arterien vielfach überbrückenden und umfließenden, äußerst dünnwandigen Venen an. Diese auffällige Gefäßformation bezeichnete R. A. Pfeifer als das Charakteristikum der Gefäßarchitektonik der Dura mater. Von den Arterien dieser Gefäßschicht wird das subendothelial gelegene Capillarnetz gespeist, dessen Gefäße wiederum insofern eine Besonderheit erkennen lassen, als sie stellenweise perlschnurartig gebuckelt sind und oft mit ampullenartigen Endstücken in die Venensinus einmünden. Die von verschiedenen früheren Untersuchern vermuteten offenen Verbindungen zwischen Blutgefäßsystem und Lymphgefäßen oder Gewebsspalten der Dura sieht R. A. Pfeifer ebenso wie die Kommunikation mit dem Subduralraum als Kunstprodukt an. Er erklärte sie mit der leichten Verletzlichkeit der äußerst dünnwandigen Gefäße. R. A. Pfeifer vermutet, daß großen Abschnitten des Gefäßnetzes keine nutritive Bedeutung zukomme, sondern daß die Gefäße andere Aufgaben — vielleicht im Sinne der Resorption und Transsudation — zu erfüllen hätten.

Ob es sich bei dem von R. A. Pfeifer und anderen Autoren beschriebenen Gefäßbild wirklich um die in der normalen Dura zu findende Gefäßarchitektonik handelt, erscheint uns nicht ganz sicher. R. A. Pfeifer führte seine Untersuchungen nur an einem Präparat, dem der Dura eines 71jährigen Mannes durch. Er schreibt ausdrücklich an anderer Stelle seiner Arbeit, daß er bei seinem Untersuchungsmaterial keine Auswahl treffen konnte zwischen gesunden und kranken Organen. Somit drängt sich die Frage auf, ob hier nicht die Gefäße einer pachymeningitisch veränderten Dura untersucht und beschrieben wurden. Andererseits ist aber mit dem gleichen Recht zu fragen, ob nicht die vielfach als pachymeningitische Gefäßproliferation beschriebenen Veränderungen lediglich eine im höheren Lebensalter physiologische Erscheinung darstellen. Weitere Untersuchungen an einem größeren Material sind dringend erforderlich, um hier Klarheit zu schaffen.

## III. Pathologische Anatomie

Die Abgrenzung traumatisch entstandener Veränderungen an der Dura von denen pachymeningitischer Genese kann sicher äußerst schwierig sein. Vielfach wurde früher die Auffassung vertreten, eine derartige Trennung sei auf Grund des morphologischen Befundes gar nicht möglich. Auch heute noch wird von manchen Untersuchern — so etwa von E. Christensen (1944) — daran festgehalten, daß der histologische Befund eine sichere Unterscheidung zwischen der Pachymeningitis haemorrhagica und den Veränderungen an der Dura beim traumatischen subduralen Hämatom nicht erlaube. Die Untersuchungen von A. v. Albertini (1941 u. 1942), K. H. Link (1945, 1950 u. 1958), G. Peters (1951) und K. H. Link u. H. Schleussing (1955) lassen aber doch erkennen, daß eine derartige Trennung möglich ist. Auf Grund der Ergebnisse dieser Autoren kann auch hier die pathologische Anatomie der Pachymeningitis haemorrhagica interna und die des subduralen Hämatoms getrennt wiedergegeben werden.

## a) Die Pachymeningitis haemorrhagica interna

Die pachymeningitisch veränderte Dura kann bis auf 2 mm verdickt sein.
Dabei wird diese Verdickung bedingt durch eine Größenzunahme allein der inneren
fibrösen Duraschicht. In dieser Schicht kommt es zu einer starken Gefäßwucherung „nach Art einer capillären Teleangiektasie", wie A. v. ALBERTINI schreibt, und
zu Bindegewebswucherungen. Während A. v. ALBERTINI die Gefäßproliferation
als das Primäre ansieht, betrachtete K. H. LINK (1945) und mit ihm W. WEPLER
(1954 u. 1959) und J. Soós u. K. DETREHÁZY (1955) die Gefäßvermehrung als
Folge primär degenererativer Veränderungen des Bindegewebes. G. PETERS (1951)
vermutet, daß seröse Exsudatbildungen den Krankheitsprozeß einleiten können.
Er sieht darüber hinaus in der pachymeningitischen Gefäßproliferation nur eine
Reaktionsform der Dura auf verschiedene Schädlichkeiten und meint, daß dementsprechend auch die Reihenfolge beim Auftreten der einzelnen Veränderungen
unterschiedlich sein könne. N. GELLERSTEDT (1956) vermutet eine ursächliche Bedeutung venöser Abflußbehinderungen für das Zustandekommen der Gefäßproliferation. Die neugebildeten Capillaren, die sich im Flächenpräparat besonders
gut darstellen lassen, sind sehr dünnwandig. In ihrer Umgebung sind Diapedesisblutungen erkennbar, als deren Reste Hämosiderinablagerungen z. T. phagocytiert
in Pericyten nachweisbar sind. Die stärkste Gefäßwucherung findet sich im mittleren Bereich der verdickten Durainnenschicht. Dort sind dementsprechend auch
die Blutaustritte am deutlichsten ausgeprägt.

Die degenerativen Gewebsveränderungen betreffen nach den Untersuchungen
K. H. LINKs Zellen und Fasern gleichmäßig. Die Zellkerne lassen Zeichen der
Pyknose und Kariorhexis erkennen, die Fasern zeigen eine ungleichmäßige Aufsplitterung und in späteren Stadien einen völligen Zerfall. Perivasculäre Zellanhäufungen können den Eindruck eines entzündlichen Prozesses erwecken. Nach
G. PETERS kommt ihnen jedoch lediglich symptomatische Bedeutung zu. Neben
Hämosiderinablagerung läßt sich auch Fettspeicherung in den Zellen beobachten.
K. H. LINK nimmt an, daß von diesen Zellen aus auch eine Faserneubildung erfolgt.

Die diapedetischen Blutungen können zu größeren Blutungen konfluieren,
wodurch die innere Duraschicht gespalten und ihr hirnwärts gelegener Teil abgedrängt wird. Gefäßzerreißungen können die Folge sein, und die Blutung wächst
dann manchmal zu einem großen Blutsack an. Dabei kann, wie A. v. ALBERTINI
ausführt, auch ein Durchbruch in den Subduralraum erfolgen. Meistens ist aber
mit geeigneten Untersuchungsmethoden erkennbar, daß der Blutsack von der
auseinandergedrängten inneren und äußeren Lage der inneren Duraschicht begrenzt ist. K. H. LINK bezeichnet diese Form der Pachymeningitis, bei der es zu
größeren intraduralen Blutungen kommt, als komplizierte Pachymeningitis
haemorrhagica interna.

Warfen wir am Ende des Abschnittes über die normale Anatomie der Dura
die Frage auf, ob die als physiologisch beschriebenen ungewöhnlich bizarren Gefäßbilder nicht pachymeningitisch proliferierten Gefäßen entsprächen, so müssen
wir jetzt die Frage stellen, wie weit die von den in diesem Abschnitt genannten
Autoren als pachymeningitische Gefäßproliferation bezeichneten Auffälligkeiten
lediglich altersbedingte Veränderungen sind. Die Grenzen zwischen normalem
und pathologischem Verhalten sind nach unserer Überzeugung z. Z. noch nicht

genau zu ziehen. Größere Reihenuntersuchungen, die uns Aufschluß über die Morphologie der Dura und besonders über ihren Gefäßbau in den verschiedensten Lebensaltern geben können, fehlen noch. Lediglich W. Wepler (1954) führte Serienuntersuchungen durch, bei denen er aber vorwiegend der Frage der Bindegewebsdegeneration nachging. Er fand pachymeningitische Veränderungen nur zweimal vor dem 50. Lebensjahr. A. Suter (1947) beschrieb jedoch in drei Fällen auch bei wesentlich jüngeren Patienten entsprechende Veränderungen.

## b) Das traumatische subdurale Hämatom

Bei der traumatischen Blutung in den Subduralraum sind die eben beschriebenen Veränderungen an der Dura nicht zu erkennen. Die Blutansammlung liegt der Innenfläche der harten Hirnhaut hirnwärts an. Sie erfährt von der harten Hirnhaut aus eine Organisation, die ganz den Vorgängen entspricht, wie sie auch nach Blutungen in andere Körperhöhlen einsetzen. K. H. Link (1945) unterscheidet dabei drei Stadien. Im ersten, bis zu einigen Tagen andauernden, ist das Blut zunächst noch flüssig. Frühestens 23 Std nach dem Unfall wird geronnenes Blut gefunden. In dem Gerinnsel setzen dann, wie K. H. Link schreibt, bald Nekroseerscheinungen und Autolysevorgänge ein. Das zweite Stadium ist durch Abbau-, Resorptions- und Organisationsvorgänge gekennzeichnet. Von der zweiten Woche an haftet das Gerinnsel der Dura fest an. Die Organisation erfolgt von Zellen, die nach der Auffassung K. H. Links sowohl vom Duraendothel als auch von den Wandzellen der in das Gerinnsel von der Dura her einsprossenden Gefäße abstammen. Die Arachnoidea nimmt an den Organisationsvorgängen nur dann teil, wenn sie verletzt ist. Die eingewanderten Zellen finden sich demnach zunächst nur in den duranah gelegenen Partien, später aber vom Rand her übergreifend auch an der hirnwärts gelegenen Oberfläche des Gerinnsels. Etwa vom sechsten Tage an kommt es zur Bindegewebsbildung, wobei das Hämatom vom Rande her umgriffen wird, so daß es dabei, wie K. H. Link sich ausdrückt, „gelegentlich zu Bildern scheinbaren „sackartigen" Abschlusses des Gerinnsels kommen" kann. Während des zweiten Stadiums lassen sich neben zahlreichen in das Gerinnsel einsprossenden neugebildeten Gefäßen in der Nähe der Dura auch manchmal spaltförmige, der Dura parallel verlaufende größere Hohlräume beobachten, die bereits von T. J. Putnam u. H. Cushing (1925) beschrieben wurden. In den von K. H. Link bearbeiteten Fällen erfolgte bald eine vollständige Durchsetzung und Organisation des Hämatoms, die in das dritte Stadium überleitete, das Endstadium, in dem entweder eine der Dura aufliegende Schwarte oder auch, bei kleineren Blutungen, nur eine bräunliche Pigmentierung der Dura resultiert.

K. H. Link führte seine Untersuchungen nur an kleineren subduralen Blutungen durch. G. Peters (1951) machte dagegen entsprechende Beobachtungen auch bei primär größeren Hämatomen. Er bestätigte die Untersuchungsergebnisse K. H. Links weitgehend und konnte nachweisen, daß auch bei größeren Hämatomen die Organisation vom inneren Durablatt her erfolgt. Peters vermutet, daß je nach Größe des Hämatoms und je nach dem Zeitpunkt der Untersuchung auch völlig umwachsene, gekapselte und im Inneren noch teilweise flüssige Blutansammlungen zu erwarten sind. Dabei wird dann die innere Membran des Hämatoms nicht wie bei dem pachymeningitischen Hämatom durch die abgehobene innerste

Duraschicht gebildet, sondern durch ein strukturloses fibrinöses Häutchen. Die äußere Hämatomwand besteht aus der Dura mit allen ihren Schichten. An der inneren Duraschicht ist dann entsprechend den von dort ausgehenden Organisationsvorgängen eine Gefäßvermehrung erkennbar, die aber bei weitem nicht so hochgradig ist wie die Gefäßproliferation bei der Pachymeningitis haemorrhagica interna. Blutaustritte aus den neugebildeten Gefäßen fehlen ebenso wie degenerative Veränderungen des Bindegewebes. Wenn G. PETERS auch entgegen der Auffassung K. H. LINKs ein längeres Bestehenbleiben gekapselter flüssiger Blutungen im Subduralraum anerkennt, so lehnt er doch in Übereinstimmung mit K. H. LINK eine Progredienz der Veränderungen beim traumatischen subduralen Hämatom sowohl in Form eines sekundären Hämatomwachstums als auch in der Weise, daß die Veränderungen allmählich in die der Pachymeningitis haemorrhagica interna übergingen, scharf ab.

Über die beim subduralen Hämatom und bei der Pachymeningitis haemorrhagica interna vorkommenden morphologischen Veränderungen am Hirn selbst liegen nur wenige Berichte vor. Daß K. H. LINK (1945) bei den von ihm untersuchten Fällen mit traumatischem subduralem Hämatom immer auch Hirnprellungsherde fand, wurde bereits erwähnt. E. S. CLARK u. W. GOODDY (1953) weisen auf die Bedeutung von Hernien des Temporallappens für die Genese der klinischen Symptome hin. Sie vermuten, daß hierdurch auch die A. cerebri posterior im Tentoriumschlitz eingeklemmt werden kann und wollen so eine in einem Fall gefundene Encephalomalacie im Bereich der Fissura calcarina erklären. Weiterhin berichten sie über Haubenblutungen, die ihrer Auffassung nach aber erst terminal auftreten. N. MÜLLER (1956) beschreibt kleine Kontusionsherde und Erweichungen im Gebiet der Stammganglien und des Zwischen- und Mittelhirns, die er für direkte Traumafolgen hält und denen er eine ausschlaggebende Bedeutung als Todesursache zuspricht. P. LOUSTELOT (1951) untersuchte die Hämosiderin- und Eisenablagerung in der Hirnrinde und fand, daß sie beim subduralen Hämatom und bei der Pachymeningitis haemorrhagica interna in gleicher Weise aufträte. Die Speicherung sei am intensivsten in der Mikroglia der oberen Schicht. Bei stärkeren Ablagerungen, die manchmal auch bis in die Marksubstanz reichen könnten, würden zunächst die Hortegazellen, schließlich auch Ganglienzellen, Endothel- und Adventitiazellen beteiligt. Eine Gesetzmäßigkeit des Eisentransportes sei nicht erkennbar; wahrscheinlich diffundiere der Blutfarbstoff direkt vom Hämatom aus ins Hirngewebe. Immer seien nur die Windungskuppe, nie tiefer gelegene Hirnpartien betroffen.

# C. Eigene Beobachtungen

Die von den Anatomen so lebhaft diskutierte Frage nach den Möglichkeiten einer Unterscheidung zwischen Pachymeningitis haemorrhagica interna und traumatischem subduralem Hämatom spiegelt sich im klinischen Schrifttum kaum wider. In den meisten Arbeiten, die über ein größeres Beobachtungsgut berichten, werden die den beiden Krankheitsbildern zuzuordnenden Fälle gemeinsam besprochen, ohne daß der Versuch unternommen würde, eine Abgrenzung zu treffen.

Besonders im angelsächsischen Schrifttum wird die Möglichkeit einer anderen als einer traumatischen Genese der Durablutung nicht diskutiert. Irgendwelche Antworten auf die uns besonders interessierende Frage, ob sich klinisch die Pachymeningitis haemorrhagica interna vom traumatischen subduralen Hämatom abgrenzen lasse, sind aus der Literatur nicht zu gewinnen. Auf eine Besprechung des Schrifttums soll daher verzichtet werden, besonders auch, da wir erst kürzlich an anderer Stelle (G. WOLF 1960) die neueren Arbeiten ausführlich gewürdigt haben[1].

Im Folgenden soll auf Grund eigener — vorwiegend klinischer — Erfahrungen untersucht werden, wieweit sich verschiedene Formen des Krankheitsbildes gegeneinander abgrenzen lassen und ob sich besonders den beiden erwähnten morphologischen Bildern des traumatischen subduralen Hämatoms und der Pachymeningitis haemorrhagica interna auch umschriebene klinische Erscheinungsformen zuordnen lassen. Darüber hinaus soll geprüft werden, ob klinische Beobachtungen auch noch zu verschiedenen anderen offenen Fragen, wie sie z. T. bereits in den vorherigen Abschnitten angedeutet wurden, Aussagen ermöglichen.

Wir konnten in der Universitäts-Nervenklinik Köln in der Zeit von April 1950 bis September 1959 102 Patienten mit Blutungen an der Durainnenfläche aufnehmen. Unsere Beobachtungen bei diesen Patienten, bei denen also die Differentialdiagnose zwischen traumatischem subduralem Hämatom und Pachymeningitis haemorrhagica interna sich ergab, seien im Folgenden dargestellt. Wir haben versucht, die Krankheitsbilder in Gruppen zusammenzufassen, wobei die Frage der Ätiologie und Pathogenese die jeweilige Zuordnung bestimmte. Wegen der großen Zahl der Patienten ist es nicht möglich, jede Krankengeschichte ausführlich oder auch nur in Stichworten wiederzugeben. Deswegen werden für jede Gruppe nur einige besonders repräsentative Fälle herausgegriffen und ausführlicher mitgeteilt. Die übrigen Fälle sollen nur in tabellarischer Form aufgeführt werden. Wie bei jeder Einteilung, die ja immer den Zwang zur Schematisierung in sich birgt, sind auch hier manche Krankheitsbilder nur schwer eindeutig zuzuordnen und bei manchen Übergangsformen wäre auch eine andere Entscheidung möglich gewesen. Am Grundsätzlichen der Einteilung würde jedoch dadurch nichts geändert werden. Ausgehend von der Frage des Unfallzusammenhanges haben wir versucht, eine Reihe aufzustellen, die mit den eindeutig traumatisch bedingten Fällen beginnt und bei der die sicher der Pachymeningitis haemorrhagica interna zuzuordnenden Krankheitsverläufe den Schluß bilden. Eine Sondergruppe mit weder traumatisch bedingten noch durch eine Pachymeningitis haemorrhagica zu erklärenden Blutungen ist zusätzlich zu besprechen.

# I. Traumatische subdurale Hämatome

## a) Akute subdurale Hämatome

Die erste Gruppe umfaßt 20 Fälle, bei denen cerebrale Störungen unmittelbar nach einem schweren Schädelhirntrauma auftraten. Nie war bei diesen Patienten

---

[1] Um eine möglichst vollständige Literaturübersicht zu gestatten, sind im Literaturverzeichnis auch die nur auf die klinischen Erscheinungen Bezug nehmenden, z.T. im Text nicht ausdrücklich erwähnten Arbeiten mit angeführt.

Tabelle 1. *Nicht raumbeengende akute traumatische subdurale Hämatome*

| Nr. | Name | Alter | Geschl. | Trauma | Intervall | Seite | Psychische Störungen | Herdzeichen | Fundus | Pupillen | Verlauf, morphologische Befunde |
|---|---|---|---|---|---|---|---|---|---|---|---|
| 1 | Hof. | 48 | m. | +++ | 0 | li. | Tiefe Bewußtlosigkeit | — | o. B. | Weit und lichtstarr | Nach 9 Std †, Obdukt.: Hirnkontusion, subdurales Hämatom |
| 2 | Hun. | 32 | w. | +++ | 0 | li. | Tiefe Bewußtlosigkeit | — | o. B. | Weit und lichtstarr | Nach 45 min †, Obdukt.: Hirnkontusion, subarachnoideale und subdurale Blutung |
| 3 | Ric. | 51 | m. | +++ | 0 | li. | Tiefe Bewußtlosigkeit | Nicht untersuchbar | — | — | Unmittelbar nach Aufnahme †, Obdukt.: Hirnkontusion und subdurales Hämatom |

eine symptomfreie oder symptomarme Periode zwischen dem Unfall und dem Auftreten klinischer Ausfallserscheinungen zu beobachten. Die Gruppe läßt sich weiter unterteilen nach der Größe der gefundenen Hämatome.

## 1. Nicht raumbeengende akute subdurale Hämatome

**Fall 1:** Hof., Hans, 48 Jahre alt, Aufnahme: 17. 6. 1954, Aufn.-Nr. 931/54.

1—2 Std nach einem Motorradunfall aufgenommen, tief bewußtlos, Bradykardie, Pupillen bds. lichtstarr, li. maximal erweitert, Eigenreflexe erloschen. Liquor stark blutig, breite Schädelfraktur vom li. Schläfenbein über die Scheitelhöhe zum re. Schläfenbein ziehend. Rasche Verschlechterung des Zustandes. Ab und zu tonische Krämpfe rechts. 9 Std nach der Aufnahme gestorben.

Obduktion: Geronnenes subdurales Hämatom links temporal mit darunter gelegenem großem Kontusionsherd. Weiterer Kontusionsherd rechts parietal. Zahlreiche Blutungsherde in der Brücke.

Bei diesem Patienten und auch bei den beiden anderen in Tabelle 1 aufgeführten entsprach das Krankheitsbild ganz dem der schweren, rasch zum Tode führenden Hirnkontusion. Die Durablutungen waren klein, sie wurden als Nebenbefund — neben schweren Hirntrümmerwunden — bei der Obduktion festgestellt und konnten klinisch nicht in Erscheinung treten. Zu bemerken ist, daß die Hämatome immer über großen Kontusionsherden gelegen waren und daß zusätzlich auch Subarachnoidealblutungen bestanden. Zweifellos stammten die Blutungen immer aus den Hirnwunden. Die subduralen Hämatome waren in keinem Fall so groß, daß sie als raumbeengende Prozesse hätten wirken können. Selbst wenn sie eine derartige Größe erreicht hätten, wären aber die Erscheinungen des Hirndrucks wohl in den Symptomen der schweren direkten traumatischen Hirnschädigung untergegangen.

Aber auch bei weniger schweren Hirnkontusionen können kleinere subdurale Hämatome klinisch symptomlos bleiben oder nur solche Ausfälle hervorrufen, die sich von denen der Hirnkontusion nicht abgrenzen lassen.

**Fall 4:** Lan., Herbert, 31 Jahre alt, Aufnahme: 13. 3. 1959, Aufn.-Nr. 469/59.

Am 12. 2. 1959 Sturz beim Skispringen. Sofort tief bewußtlos für 11 Std. Hemiparese links. In der Folgezeit noch meist somnolent, zeitweise auch klar orientiert, vom 14. Tag an nur noch nachts unruhig und verwirrt, sonst klar. Bei der Aufnahme in die Universitäts-Nervenklinik Köln am 13. 3. bewußtseinsklar. Mangelnde Kritikfähigkeit und Krankheitseinsicht. Intern o. B. Stauungspapille mäßigen Grades bds., spastische Hemiparese links, homonyme Hemianopsie nach li. Nachts unruhig, verwirrt, Halluzinationen. EEG: Basisaktivität von 8—9 Hz und bis zu 50 $\mu$V, mäßig – rechts betont – mit $\vartheta$-Abläufen untermischt, Amplitudenreduktion re. Rechts posttemporal in rascher Folge $\delta$-Abläufe und Krampfstromvarianten. Bei rechtsseitiger Angiographie schmales subdurales Hämatom. Wegen Geringfügigkeit des Hämatoms keine Operation. Langsame Besserung und Abklingen der Paresen. Auch Rückbildung der psychischen Störungen. Bei der Entlassung am 15. 4. noch leichte, vorwiegend affektive Auffälligkeiten im Sinne eines „Durchgangssyndroms". Im September 1959 teilte der Patient auf Anfrage mit, daß noch eine leichte Ungeschicklichkeit der linken Seite sowie ein Verlust des Blickfeldes nach links bestehe. Das Denken sei schwerfällig geworden und die Arbeit im alten Beruf (Textilingenieur) bereite Schwierigkeiten.

Das Krankheitsbild verlief bei diesem Patienten und ebenso bei den beiden übrigen in Tabelle 2 aufgeführten ganz wie das einer schweren Hirnkontusion. Im Gegensatz zu dem Verhalten bei den Fällen 1—3 führten aber hier die Ausfälle nicht zum Tode, sondern klangen spontan ab. Die kleinen subduralen Hämatome wurden — ebenfalls spontan — resorbiert, was in einem Falle angiographisch nachgewiesen werden konnte. Sie wären sicher nicht entdeckt worden ohne die Mittel der modernen operativen Diagnostik.

Oft wird es naturgemäß schwer sein, sicher zu entscheiden, ob das Hämatom nicht doch auch für das klinische Bild von Bedeutung war, so etwa, wenn, wie im Fall 4, eine leichte Stauungspapille besteht oder, wie bei Fall 6, die Bewußtseinsstörungen im Verhältnis zum Traumagrad ungewöhnlich lange anhalten. Grundsätzlich sind jedoch alle Krankheitserscheinungen, die wir bei den Patienten 1—6 beobachteten, mit der Annahme einer Hirnkontusion ausreichend erklärt. Bei den verstorbenen und zur Obduktion gekommenen Fällen ließ sich, wie erwähnt, ein Hirnprellungsherd als Blutungsquelle nachweisen. Ähnliches kann auch für die anderen drei Fälle vermutet werden. Die Krankheitsbilder entsprechen somit den von K. H. LINK (1945) als traumatische subdurale Hämatome beschriebenen Fällen. Auch die Meinung dieses Autors, daß derartige Hämatome spontan resorbiert würden, wenn

Tabelle 2. *Nicht raumbeengende akute traumatische subdurale Hämatome*

| Nr. | Name | Alter | Geschl. | Trauma | Intervall | Seite | Psychische Störungen | Herdzeichen | Fundus | Pupillen | Verlauf, morphologische Befunde |
|---|---|---|---|---|---|---|---|---|---|---|---|
| 4 | Lan. | 31 | m. | +++ | 0 | re. | Anfangs bewußtlos, später unruhig und verwirrt | Hemiparese li., Hemianopsie n. li. | St. P. bds. | o. B. | Spontane Besserung |
| 5 | Pap. | 41 | m. | +++ | 0 | li. | Wechselnd somnolent, unruhig | Hemiparese und Hemihypaesthesie re. | Papillenun-schärfe bds. | li. > re. | Spontane Besserung |
| 6 | Hol. | 31 | m. | +++ | 0 | li. | Leichte Bewußtseinstrübg. | Aphasie | Papillenun-schärfe bds. | o. B. | Spontane Besserung |

Tabelle 3. *Raumbeengende akute traumatische subdurale Hämatose*

| Nr. | Name | Alter | Geschl. | Trau-ma | Inter-vall | Seite | Psychische Störungen | Herdzeichen | Fundus | Pupillen | Verlauf, morphologische Befunde |
|---|---|---|---|---|---|---|---|---|---|---|---|
| 7 | Bac. | 44 | m. | +++ | 0 | li. | Starke Bewußtseinstrübg., zunehmende Unruhe | — | o. B. | o. B. | 1. Tag nach Op. †, keine Obduktion |
| 8 | Mey. | 68 | m. | +++ | 0 | li. | Verwirrtheit | Paralyse re. Arm, Aphasie, Jacksonanfälle re. | o. B. | o. B. | 6. Tag nach Op. †, Obdukt.: blutige Rindenerweichung li. temporal |
| 9 | Buh. | 69 | m. | +++ | 0 | li. | Zunehmende Bewußtseinstrübung | Hemiparese re. ? | o. B. | o. B. | 4. Tag nach Op. † |
| 10 | Hut. | 75 | m. | +++ | 0 | bds. | Starke Bewußtseinstrübung | Zentr. Facialisschwäche li., Reflexdifferenzen, Jacksonanfälle li. | o. B. | o. B. | 3. Tag nach Op. † |
| 11 | Par. | 36 | m. | +++ | 0 | re. | Zunehmende Bewußtseinstrübung | Hemiparese li. | o. B. | o. B. | Nach Op. des subduralen Hämatoms u. eines intracerebralen Hämatoms Zurückbleiben eines erheblichen Defektzustandes |

nicht die begleitende Hirnkontusion zum Tode führe, können wir — auch auf Grund angiographischer Beobachtungen — nur bestätigen.

## 2. Raumbeengende akute subdurale Hämatome

Schon bei dem ersten Patienten dieser Gruppe bereitet die Zuordnung Schwierigkeiten:

**Fall 7:** Bac., Johann, 44 Jahre alt, Aufnahme: 30. 10. 1956, Aufn.-Nr. 2804/56.

Am 27. 10. 1956 im Rausch vom Rad gestürzt, bewußtlos aufgefunden. Bei Krankenhausaufnahme Hämatom des li. Auges, zunehmende motorische Unruhe, deswegen Verlegung in die Universitäts-Nervenklinik. Hier starke Bewußtseinstrübung, zeitweise stark erregt und unruhig. Brillenhämatom. Kein sicher krankhafter Befund bei der neurologischen Untersuchung. Liquor stark blutig. Im EEG extreme Ampitudenminderung links, besonders temporo-parieto-occipital, Frequenzlabilität rechts. Angiographischer Nachweis eines subduralen Hämatoms links temporo-parietal. Bei der Operation zusätzlich ausgedehnte Schläfenlappenkontusion festgestellt. Auch nach der Operation weitere Verschlechterung, Streckspasmen. Am 10. 11. 1956 gestorben. Keine Obduktion.

Sicher waren hier die Störungen vorwiegend durch die schwere Schläfenlappenkontusion bedingt, die auch für den Tod verantwortlich gewesen sein dürfte.

Die Größe des Hämatoms macht es aber schwer vorstellbar, daß es ganz ohne Einfluß auf die klinischen Erscheinungen gewesen sein soll. Nur deswegen erfolgte die Zuordnung zu dieser Gruppe, in der im übrigen Fälle eingeordnet sind, bei denen Symptome des Hämatoms mehr oder weniger deutlich in Erscheinung traten. Bei den in Tabelle 3 zusammengefaßten Fällen ist eine Zunahme der im unmittelbaren Anschluß an die Kopfverletzung aufgetretenen Ausfälle zu beobachten. Die Zunahme war teilweise langsam und gleichmäßig, teilweise sprunghaft oder schubförmig. Wenn auch gelegentlich bei Hirnkontusionen ohne subdurales Hämatom ebenfalls eine derartige Progredienz beobachtet werden kann, vielleicht als Ausdruck eines sekundären Hirnödems oder auch kleinerer oder größerer intracerebraler Blutungen — in unserem Fall 11 bestand neben dem subduralen Hämatom ein Hämatom im Temporallappen —, so wird man doch zum wenigsten die Möglichkeit zugeben müssen, daß auch die subduralen Hämatome, die z. T. recht ausgedehnt waren, die klinischen Erscheinungen prägten und insbesondere für die Progredienz der Ausfälle von Bedeutung waren.

**Fall 8:** Mey., Emil, 68 Jahre alt, Aufnahme: 11. 12. 1951, Aufn.-Nr. 1836/51.

Am 11. 12. 1951 in einem Fabrikgelände, in dem er als Nachtwächter Dienst tat, verwirrt aufgefunden mit einer Platzwunde am Hinterkopf. War beraubt. Bei der Aufnahme nicht nackensteif, normaler neurologischer Befund, motorische und sensorische Aphasie, blutiger Liquor. Am 13. 12. drei rechtsseitige Jackson-Anfälle, danach stark benommen, nicht mehr ansprechbar, Paralyse des re. Armes. Angiographische Darstellung eines temporo-basalen subduralen Hämatoms. Nach Hämatomentleerung vorübergehend Besserung des Zustandes, am 18. 12. erneut zunehmende Benommenheit, Lungenödem, Tod.

Obduktionsbefund: Platzwunde und Schädelfraktur durch Hammerschlag. Subdurales Hämatom und ausgedehnte blutige Rindenerweichung besonders im linken Schläfenlappen. Hämatom teilweise bereits fest geronnen und nur unvollkommen ausgeräumt.

Nicht nur die Progredienz der Ausfälle, auch die vorübergehende Besserung nach der Operation spricht hier dafür, daß das subdurale Hämatom das klinische Bild mitbestimmt hat. Dabei läßt sich allerdings schwer entscheiden, welche Symptome als Ausdruck der Hirnkontusion und welche als Folge des Hämatoms angesehen werden müssen. Am ehesten dürften vielleicht die erst am dritten Tage nach der Verletzung aufgetretenen Jackson-Anfälle und die daran anschließende Parese durch das Hämatom bedingt gewesen sein.

**Fall 10:** Hut., Jakob, 73 Jahre alt, Aufnahme: 1. 3. 1957, Aufn.-Nr. 582/57.

Seit 5 Jahren sehr starker Alkoholabusus. Am 28. 2. 1957 morgens bewußtlos auf der Treppe aufgefunden, stark berauscht. Da der Patient schon öfters im Rausch gestürzt war, wurde zunächst von den Angehörigen die Verletzung nicht ernst genommen; erst als die Bewußtlosigkeit anhielt, erfolgte Klinikeinweisung. Bei der Aufnahme leicht nackensteif, sehr starke Bewußtseinstrübung, li. Mundwinkel hängt etwas, seitengleiche Abwehrreaktion auf Schmerzreize, Armsehnenreflexe vielleicht li. etwas lebhafter, Patellarsehnenreflexe re. lebhafter. Liquor blutig. 21,0 Ges.-Eiweiß (Kafka), Rechtsausfällung in der Normomastixreaktion. Am 3. 3. Zunahme der Bewußtseinstrübung, am 4. 3. wieder etwas klarer, am Nachmittag des gleichen Tages Jackson-Anfälle li. Angiographie rechts: großes Hämatom. Wegen Fehlens der Anteriordarstellung auch linksseitige Angiographie: kleineres Hämatom links. Nach Operation des rechtsseitigen Hämatoms am 4. 3. weitere Jackson-Anfälle, Zunahme der Bewußtseinstrübung, am 7. 3. 1957 gestorben.

Bei diesem 73jährigen Patienten läßt die Doppelseitigkeit des Hämatoms auch an eine Pachymeningitis haemorrhagica interna denken. Der unmittelbare zeitliche Zusammenhang zwischen dem Trauma und dem Auftreten der Störungen spricht aber auch hier für eine kausale Beziehung der doppelseitigen Blutung zu der Kopfverletzung. Aus der Anamnese ergeben sich auch keine Anhaltspunkte für das Vorliegen einer Pachymeningitis haemorrhagica. Der Patient war bis zu dem Unfall beschwerdefrei. Der Operationsbefund spricht ebenfalls eher für eine rein traumatische Entstehung des ungekapselten subduralen Hämatoms. Eine

Tabelle 4. *Raumbeengende akute traumatische subdurale Hämatome*

| Nr. | Name | Alter | Geschl. | Trauma | Intervall | Seite | Psychische Störungen | Herdzeichen | Fundus | Pupillen | Verlauf, morphologische Befunde |
|---|---|---|---|---|---|---|---|---|---|---|---|
| 12 | Buc. | 31 | m. | +++ | 0 | li. | Starke Bewußtseinstrübung | Hemiparese re., Jacksonanfälle re. | Papillenunschärfe bds. | Weit und lichtstarr | 14. Tag nach Op. † |
| 13 | Schi. | 59 | m. | +++ | 0 | bds. | Bewußtseinstrübung, Antriebsarmut | Hemiparese re. | Papillenunschärfe bds. | o. B. | 10. Tag nach Op. †, Obdukt.: zahlreiche Kontusionsherde |
| 14 | Kes. | 43 | m. | +++ | 0 | re. | Wechselnde Somnolenz | Bauchhautreflexe re. < li. | o. B. | o. B. | Nach Op. gute Erholung |

Obduktion, die die Frage vielleicht hätte endgültig klären können, wurde dabei nicht durchgeführt. Auch wenn man das Bestehen pachymeningitischer Duraveränderungen hätte nachweisen können, wäre aber an der Annahme einer traumatischen Genese festzuhalten gewesen, wobei dann das Trauma als auslösender Faktor, die Pachymeningitis als ein die Blutung begünstigender endogener Faktor anzusprechen wäre.

Zeigen die Fälle 8—11 eine langsame Progredienz der Störungen, so ist bei den Kranken der nächsten Gruppe (Tabelle 4) zu beobachten, daß zunehmende und rückläufige Störungen sich durchkreuzen. Im Gesamtbild wird dadurch vielleicht der Eindruck eines gleichförmigen, für das jeweilige Trauma ungewöhnlich langen Überdauerns schwerer Ausfälle hervorgerufen. Auch hier möchten wir vermuten, daß den subduralen Hämatomen wesentliche Bedeutung für den Ablauf der Störungen zukommt.

**Fall 12:** Buc., Hermann, 31 Jahre alt, Aufnahme: 13. 5. 1958, Aufn.-Nr. 1364/58.

Am 11. 5. 1958 in betrunkenem Zustand nachts von einem Auto angefahren. Etwa 1 Std später in einem auswärtigen Krankenhaus aufgenommen. Dort weite reaktionslose Pupillen, Platzwunden an Stirn und Hinterkopf. Nach 12 Std starke motorische Unruhe mit tonisch-klonischen Krämpfen rechts. Deswegen Verlegung in die Universitäts-Nervenklinik. Hier bei der Aufnahme starke Bewußtseinstrübung, Patient reagiert aber auf Schmerzreize. Mäßige Nackensteife, Pupillenreaktionen normal. Papillen bds., besonders li., verwaschen. Spastische Hemiparese rechts. Liquor fleischwasserfarben, 38/3 Zellen, 1,3 Ges.-Eiweiß (Kafka), Mastix Mittelzacke. Bei linksseitiger Angiographie Darstellung eines subduralen Hämatoms temporoparietal.

Auch nach der sofort durchgeführten Operation weiterhin hemiplegisch und aphasisch, nur vorübergehend Bewußtsein soweit aufgehellt, daß Reaktion auf Anruf erfolgte, dann erneute Verschlechterung, am 28. 5. 1958 gestorben.

Der Patient bot wohl nicht das Bild der reinen unkomplizierten Hirnkontusion. Einerseits war eine Zunahme der Störungen in Form des Auftretens von Jackson-Anfällen zu beobachten, andererseits zeigten die anfänglichen Ausfälle insofern eine Rückbildung, als die zunächst lichtstarren Pupillen später wieder normal reagierten und auch die Bewußtseinslage sich etwas aufhellte. Ob die Hemiparese bereits zu Beginn bestanden hatte, war nicht sicher zu ermitteln. Symptome der Hirnkontusion dürften sich mit denen des subduralen Hämatoms durchmischt haben und so das eigenartige Krankheitsbild bestimmt haben.

Bei dem Patienten Kes. (Fall 14, Tabelle 4) war neben der Durchflechtung abklingender und zunehmender Störungen ein deutlicher Wechsel im Grade der Bewußtseinstrübung zu erkennen, eine Erscheinung, die wir gerade bei subduralen Hämatomen immer wieder beobachten konnten und auf deren Bedeutung noch zurückzukommen sein wird.

Einen Wechsel in der Ausprägung des Krankheitsbildes zeigen auch die letzten in die Gruppe der akuten Durablutungen einzuordnenden Fälle (Tabelle 5). Bei ihnen war immer eine leichte Besserung vor allem der Bewußtseinslage und dann eine ornoute Verschlechterung zu beobachten, zum Teil auch nach Rückbildung anfänglicher psychischer Störungen, sekundär ein Auftreten neuer neurologischer Ausfälle.

**Fall 17:** Nüt., Anni, 54 Jahre alt, Aufnahme: 30. 10. 1957, Aufn.-Nr. 2408/57.

Am 27. 10. 1957 Motorradunfall. Danach bewußtlos in eine Chirurgische Klinik aufgenommen. 15 min nach der Aufnahme erweckbar und gerade ansprechbar, aber weiterhin somnolent und desorientiert. Ausgleich einer anfänglichen Mydriasis re. Am 30. 10. Auftreten einer linksseitigen Stauungspapille, deswegen Verlegung in die Universitäts-Nervenklinik. Bei der Aufnahme leicht nackensteif, linksseitige Stauungspapille mit ausgedehnten Blutungen, nasale Unschärfe mit einzelnen Blutungen auch rechts. Spastische Hemiparese rechts, bracchiofacial betont. Starke Somnolenz, schläft während der Untersuchung immer

Tabelle 5. *Raumbeengende akute traumatische subdurale Hämatome*

| Nr. | Name | Alter | Geschl. | Trauma | Intervall | Seite | Psychische Störungen | Herdzeichen | Fundus | Pupillen | Verlauf, morphologische Befunde |
|---|---|---|---|---|---|---|---|---|---|---|---|
| 15 | Klö. | 43 | m. | +++ | 0 | re. | Bewußtseinstrübung | Hemispastik li. | Papillenunschärfe bds. | o. B. | Nach Op. rasche Besserung |
| 16 | Schl. | 66 | m. | +++ | 0 |  | Erst ab-, dann zunehmende Bewußtseinstrübung | — | o. B. | Träge Lichtreaktion li. | Keine Op. 4. Tag †, Obdukt.: multiple Kontusionsherde, subdurales Hämatom |
| 17 | Nüt. | 54 | w. | +++ | 0 | li. | Abnehmende Bewußtseinstrübung | Hemiparese re. | St.-P. re. Papillenunschärfe li. | Mydriasis re. | 15. Tag nach Op. † |
| 18 | Tho. | 55 | m. | +++ | 0 | re. | Schläfrigkeit und Apathie | — | Papillenunschärfe, dann St.-P. bds. | li. < re. | Nach Op. Besserung |
| 19 | Men. | 66 | m. | +++ | 0 | li. | Erst ab-, dann zunehmende Bewußtseinstrübung | Mimische Facialisschwäche re., Bauchhautreflexe re. < | o. B. | o. B. | Keine Op. 14. Tag †, Obdukt.: Kontusionsherd li. parietal, subdurales Hämatom |
| 20 | Vie. | 41 | m. | +++ | 0 | li. | Abnehmende Bewußtseinstrübung | Zunehmende Hemiparese re. | St.-P. re. | o. B. | 9. Tag nach Op. des subduralen u. eines intracerebralen Hämatoms † |

ein, nur für kurze Zeit erweckbar, antwortet immer mit „ja", dieses Wort perseverierend. Bei linksseitiger Angiographie Darstellung eines subduralen Hämatoms, das in der Neurochirurgischen Klinik sofort anschließend operativ entleert wurde. Bei der Operation ließ sich erkennen, daß es bis zur Basis hinabreichte. Nach der Operation unruhig, verwirrt, langsame Verschlechterung des Zustandes. Am 15. 11. 1957 gestorben. Keine Obduktion.

Die direkten Hirntraumafolgen ließen zunächst eine leichte Rückbildung erkennen. Die anfangs tief bewußtlose Patientin wurde erweckbar und ansprechbar, auch eine ursprünglich vorhandene Mydriasis re. bildete sich zurück. Die Patientin blieb aber auch weiterhin erheblich bewußtseinsgetrübt, desorientiert und schläfrig. Dann traten drei Tage nach dem Unfall Hirndruckerscheinungen in Form einer Stauungspapille auf. Gerade diese Hirndruckerscheinungen muß man wohl auf das subdurale Hämatom beziehen und man darf vielleicht annehmen, daß der angedeutet intervalläre Verlauf durch ein Abklingen der direkten Hirntraumafolgen und eine Zunahme der Symptome des subduralen Hämatoms bedingt war.

**Fall 18:** Tho., Hubert, 55 Jahre alt, Aufnahme: 29. 4. 1957, Aufn.-Nr. 1100/57.
Am 18. 4. 1957 nachts, wohl in angetrunkenem Zustand, auf dem Heimweg von einer Wirtschaft angefahren. Keine Erinnerung mehr an die Nacht, erst morgens gegen 7 Uhr nach Hause gekommen, erbrochen, bald eingeschlafen. Abends wieder erbrochen und starke Kopfschmerzen. In den folgenden Tagen immer häufiger erbrochen, zeitweise apathisch, viel geschlafen. Bei der Aufnahme linke Pupille eine Spur enger als die rechte, beide Papillen etwas unscharf, neurologischer Befund sonst regelrecht. Leichte Bewußtseinstrübung. Fraktur im Hinterhauptsbein bis ins Hinterhauptsloch reichend. Liquor xanthochrom, 9/3 Zellen, 2,0 Ges.-Eiweiß (Kafka), Mastixlinkszacke. EEG: unregelmäßiger $\alpha$-Rhythmus, bds reichlich mit $\beta$-Wellen durchsetzt. Mit wechselnder Seitenbetonung auch $\delta$-Abläufe. In der Folgezeit wechselnde Bewußtseinstrübung. Am 2. 5. beginnende Stauungspapille links, am 7. 5. wegen erneuter Zunahme der Bewußtseinstrübung und häufigerem Erbrechen Angiographie. Dabei Massenverschiebung nach links und flaches subdurales Hämatom rechts parietal nachgewiesen. Nach Entleerung des Hämatoms rasch erholt. Am 21. 5. bei einer Kontrollangiographie nur noch Anteriorverlagerung, keine Gefäßabdrängung von der Kalotte mehr. Am 29. 9. 1957 in gutem Allgemeinzustand und psychisch unauffällig entlassen.

Auch hier nahm die Bewußtseinstrübung langsam unter ständigem leichtem Wechsel des Grades zunächst ab, dann traten Hirndruckerscheinungen in Form einer Stauungspapille auf, auch starke Kopfschmerzen und zunehmend häufiges Erbrechen kamen hinzu. Noch deutlicher als im vorigen Fall meint man, die sich überschneidenden Ausfälle durch die Hirnkontusion und das subdurale Hämatom voneinander trennen zu können.

**Fall 20:** Vie., Fritz, 41 Jahre alt, Aufnahme: 18. 6. 1953, Aufn.-Nr. 777/53.
Am 14. 6. 1953 im Rausch Schlägerei. Dabei durch einen Kinnhaken zu Boden gestreckt und auf den Kopf gefallen. Es habe einen furchtbaren Aufschlag gegeben. Blutung aus Nase und Ohren. In der Chirurgischen Universitätsklinik aufgenommen. Dort zunächst tief bewußtlos, Liquor blutig. Am 15. 6. noch stark benommen, aber eben ansprechbar. Keine Nackensteife, vielleicht zentrale Facialisparese re. und Sehnenreflexe re. etwas stärker. In den folgenden Tagen weiter benommen, gelegentlich auch etwas unruhig. Bei der Kontrolle des neurologischen Befundes am 18. 6. Zunahme der rechtsseitigen zentralen Facialisparese. Deutliche Bradykardie, leichte Tonusvermehrung des re. Armes und Beines. Verlegung in die Universitäts-Nervenklinik. Im EEG schwere Veränderungen li. temporoparietal. Bis zum 20. 6. zunächst geringe Besserung der Bewußtseinslage, dann erneute Verschlechterung. Am 22. 6. beginnende Stauungspapille re. und beginnende Hemiparese rechts. Bei linksseitiger Angiographie kein sicherer Anhalt für ein subdurales Hämatom. Bei anschließender Operation wurde aber doch ein dünner subduraler Blutungsmantel li. temporal gefunden. Nach Entleerung noch deutliche Spannung der Hirnoberfläche infolge eines intracerebralen Hämatoms, das ebenfalls entleert werden konnte. Auch nach der Operation keine wesentliche Besserung. In

der Nacht zum 1. 7. 1953 gestorben. Bei der im gerichtsmedizinischen Institut durchgeführten Obduktion an der Dura kein Anhalt für eine Pachymeningitis haemorrhagica.

Die Halbseitenerscheinungen dürften hier schon zu einer Zeit begonnen haben, als die Bewußtseinsstörungen noch eine leichte Rückbildung erkennen ließen. Später nahmen dann auch die psychischen Störungen wieder zu. Schließlich wurden auch Hirndruckerscheinungen deutlich. Da bei dem Patienten neben der Hirnkontusion und dem subduralen Hämatom auch eine intracerebrale Blutung bestand, ist es hier besonders schwierig, die einzelnen Symptome den verschiedenen Läsionen zuzuordnen und auf diesen Versuch soll von vornherein verzichtet werden. Diese Schwierigkeit gilt aber, wie die Darstellung deutlich zeigte, für alle Fälle der Gruppe der akuten raumfordernden subduralen Hämatome. Immer standen die Erscheinungen der direkten traumatischen Hirnschädigung im Vordergrund. Sicher können gelegentlich ähnliche Verläufe auch ohne subdurales Hämatom beobachtet werden, worauf kürzlich F. LOEW u. S. WÜSTNER (1960) aufmerksam machten. Man kann immer nur die Vermutung aussprechen, daß die Durablutungen daneben für einen Teil der Ausfälle verantwortlich waren. Man wird ihnen sowohl eine Progredienz unmittelbar nach dem Unfall einsetzender Störungen als auch ein verzögertes Abklingen derartiger Ausfälle vor allem aber auch ein vielleicht erst einige Zeit nach der Verletzung erfolgendes Auftreten von Hirndruckerscheinungen — immer mit einigen Vorbehalten — zur Last legen können. Bei den zuletzt mitgeteilten Fällen gewinnt unseres Erachtens die Vermutung, daß ein Teil der Symptome dem subduralen Hämatom zugeschrieben werden kann, erhöhte Wahrscheinlichkeit durch den eigenartigen angedeutet intervallären Verlauf. Diese Fälle bilden schon eine Überleitung zu den im nächsten Abschnitt zu besprechenden. Für alle Fälle der Gruppe der akuten Hämatome gilt, wie bereits eingangs ausgeführt, daß ein schweres Schädeltrauma vorlag, an das sich die klinischen Störungen ohne erkennbaren zeitlichen Zwischenraum anschlossen. Bei keinem der Fälle kann irgendein Zweifel daran bestehen, daß das Trauma Ursache der Durablutung war. Wie bei den ersten sechs Fällen wird man auch bei den übrigen Fällen dieser Gruppe vermuten können, daß Kontusionsherde die Blutungsquelle für die im Durabereich gelegenen Hämatome darstellten. Einige Male konnte ein derartiges Verhalten bioptisch oder autoptisch bestätigt werden. Auch diese Fälle lassen sich somit zwanglos unter die Gruppe der traumatischen subduralen Hämatome K. H. LINKS einordnen, mit der Einschränkung allerdings, daß die Hämatome wohl doch nicht ganz so bedeutungslos waren, wie dieser Autor es für das traumatische subdurale Hämatom im allgemeinen annimmt. Dementsprechend sind auch Spontanheilungen, wie sie in der ersten Untergruppe zu beobachten waren, bei der zweiten Untergruppe nicht mehr zu verzeichnen, und es scheint uns wichtig, darauf hinzuweisen, daß die spontane Resorption traumatischer subduraler Hämatome nur möglich ist, wenn die Blutungen sehr klein sind.

## 3. Zusammenfassung der klinischen Symptome beim akuten subduralen Hämatom

Nachstehend seien die wichtigsten klinischen Symptome der Fälle mit traumatischen Durablutungen, die in unmittelbarem Anschluß an schwere Schädeltraumen aufgetreten waren, nochmals kurz zusammengefaßt. Die Fälle 1—6 (Untergruppe 1) wurden dabei nicht berücksichtigt, weil bei ihnen nur Symptome

der Hirnkontusion bestanden. Von vornherein kann nicht erwartet werden, daß
irgendwelche Erkenntnisse, die für die Diagnose des subduralen Hämatoms von
Bedeutung wären, von ihnen zu gewinnen sind. Zu weitgehende Unterteilungen
verbieten sich bei den übrigen 14 Fällen wegen der kleinen Gesamtzahl. Bei Betrachtung der Altersgruppen (Abb. 1) fällt auf, daß die jüngeren Lebensalter nicht
vertreten sind. Alle Patienten waren älter als 30 Jahre. Der Altersgipfel liegt in
der siebten Dekade. Unter den Kranken waren 13 Männer und eine Frau. Siebenmal war das Hämatom linksseitig, viermal rechts, zweimal doppelseitig. In einem
Fall fehlen Angaben über die Seite des bei der Autopsie gefundenen Hämatoms.
Die Letalität war sehr hoch, 10 Patienten starben. Diese hohe Sterblichkeit nimmt
nicht wunder im Hinblick darauf, daß immer ein schweres Schädeltrauma zugrunde lag. Sie liegt aber auch wesentlich höher als bei den ersten 6 Verletzten,

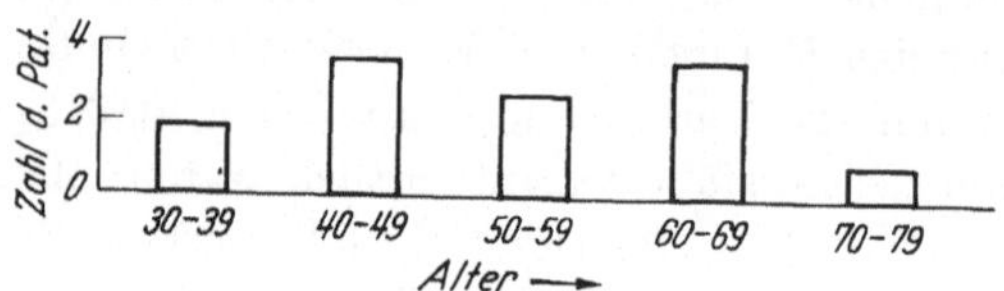


Abb. 1. Altersverteilung beim akuten subduralen
Hämatom

bei denen in der Hälfte der Fälle
Spontanresorptionen des Hämatoms beobachtet wurden. Auch
durch diesen Unterschied wird
wiederum die Vermutung nahe-
gelegt, daß den größeren Hämatomen doch eine Bedeutung auch
für das klinische Bild und den

Verlauf zukommt. Von den 4 Überlebenden zeigten 2 bei Nachuntersuchungen
10 und 13 Monate nach der Operation noch erhebliche Defekte. Der eine Patient bot eine schwere organische Wesensänderung und Halbseitenerscheinungen,
der andere ebenfalls erhebliche psychische Ausfälle. Zwei Patienten kamen
nicht zur vorgesehenen Nachuntersuchung, über ihr Schicksal konnte nichts
weiteres in Erfahrung gebracht werden. Bei sieben Kranken bestanden spastische
Mono- oder Hemiparesen immer kontralateral zum Hämatom oder bei doppelseitigen Blutungen kontralateral zum größeren Hämatom. Bei weiteren zwei
Kranken waren spastische Reflexe auf der Gegenseite des Hämatoms zu beobachten. Entsprechend waren in fünf Fällen keinerlei Halbseitenerscheinungen zu
verzeichnen. Zwei Patienten hatten gleichzeitig mit Halbseitenerscheinungen
Jackson-Anfälle ebenfalls kontralateral zum Hämatom, ein Kranker mit doppelseitigem Hämatom und größerer Blutung rechts zeigte neben einer linksseitigen
Hemiparese eine Aphasie. Eine Stauungspapille fand sich bei vier Patienten. Dreimal lag sie auf der Seite des Hämatoms oder des größeren Hämatoms und einmal
kontralateral. Weitere zwei Patienten boten eine Papillenunschärfe. Eine Mydriasis fand sich nur bei einem Patienten. Dabei war die Pupillenerweiterung beiderseits gleich. Ein Kranker zeigte eine leichte Anisokorie, wobei die weitere Pupille
der Seite des Hämatoms entsprach. Zwei Kranke, darunter der Patient mit der
doppelseitigen Pupillenerweiterung, boten eine Pupillenstarre beiderseits. Sonstige
Hirnnervenausfälle wurden nicht beobachtet. Ein Kranker zeigte bei der Aufnahme
eine ausgesprochene Bradykardie. Da die meisten Patienten so starke psychische
Störungen aufwiesen, daß sie keinerlei Angaben machen konnten, war nur zweimal etwas zu erfahren über das Bestehen von Kopfschmerzen. Bei einem Kranken
konnte Erbrechen beobachtet werden. Der Liquor wurde neunmal untersucht und
war siebenmal blutig und einmal xanthochrom entsprechend der Schwere der vorausgegangenen Verletzungen.

Bei einem Teil der akuten subduralen Hämatome, nämlich bei denen, die klinisch als reine unkomplizierte Hirnkontusionen imponierten, stellte sich im Angiogramm das Hämatom als so geringfügig dar, daß eine operative Entleerung

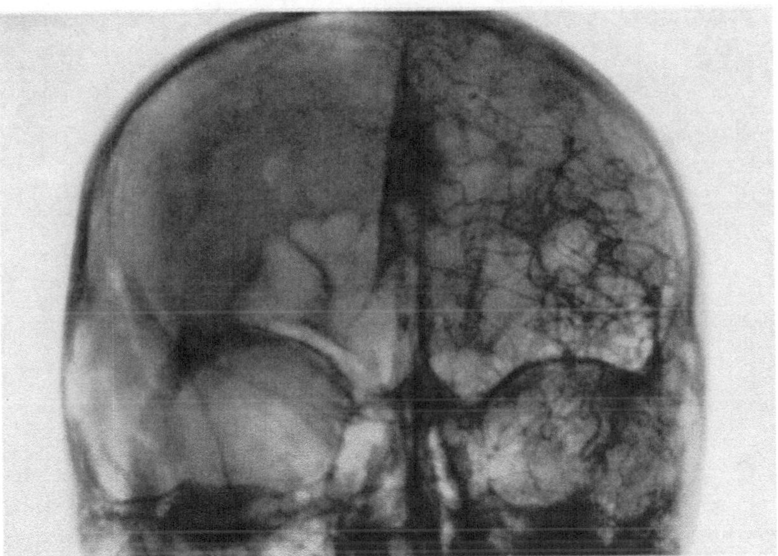

Abb. 2. Kleines subdurales Hämatom links, das keine Operation erforderlich machte. Spontane Rückbildung der klinischen Erscheinungen (Fall 6)

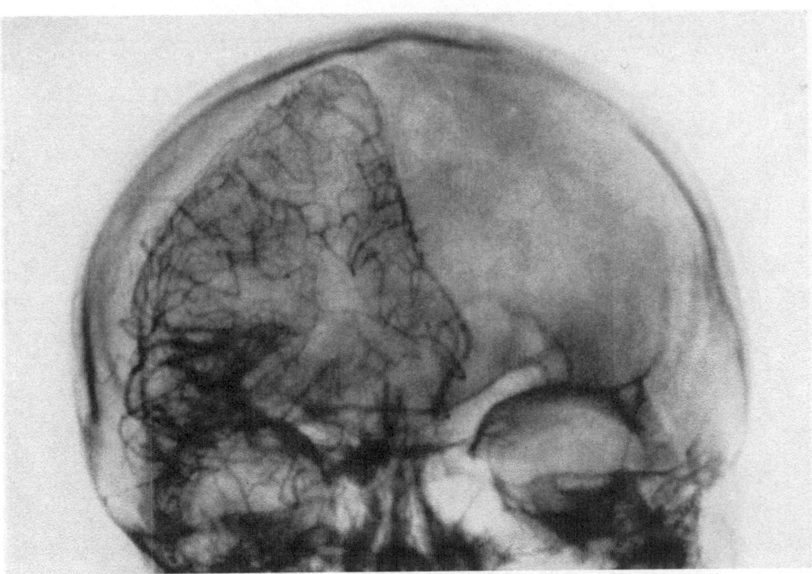

Abb. 3. Bis zur Schädelbasis herabreichende Gefäßabdrängung bei einem akuten subduralen Hämatom (Fall 14)

nicht notwendig erschien. Der weitere klinische Verlauf sprach dafür, daß es in diesen Fällen zu einer völligen Resorption der Blutung kam. Bemerkenswert ist, daß auch in solchen Fällen die Blutungen an der Konvexität gelegen waren (Abb. 2).

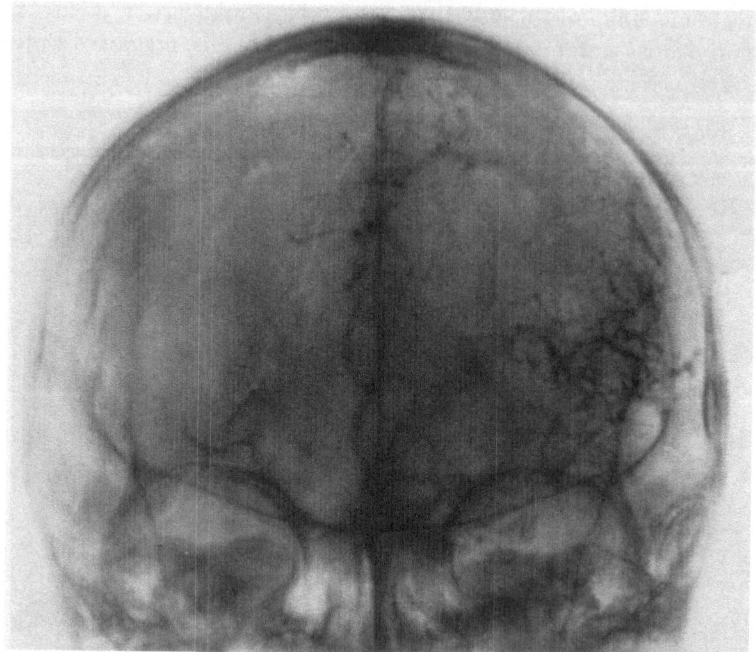

Abb. 4. Basal gelegenes akutes subdurales Hämatom (Fall 8)

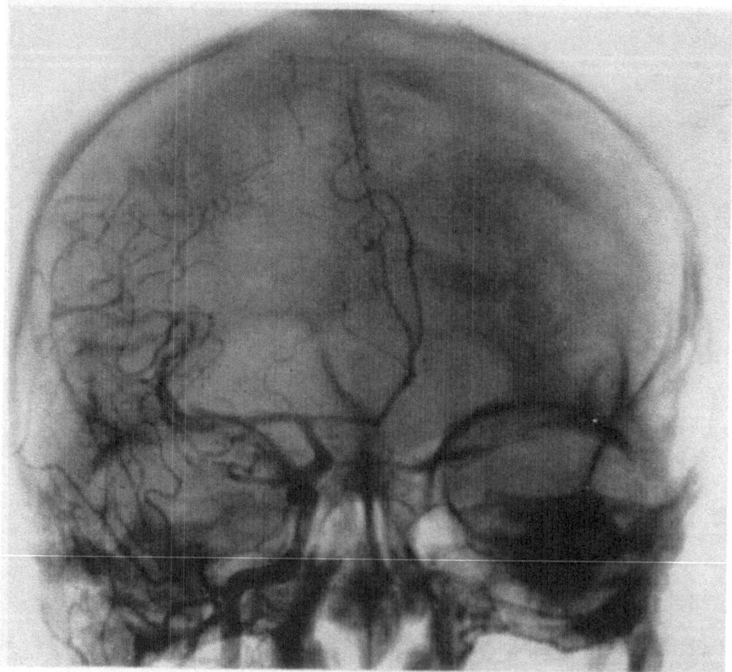

Abb. 5. Unverhältnismäßig starke Seitenverschiebung der Arteria cerebri anterior (Fall 18)

In der großen Mehrzahl der Fälle mit akuten subduralen Hämatomen konnten jedoch ausgedehntere Blutungen angiographisch dargestellt werden. Die Hämatome waren dabei immer flach und sichelförmig, sie reichten bei fast allen Patienten bis zur Schädelbasis herab (Abb. 3). In einigen Fällen waren sie auch rein basal gelegen (Abb. 4). Bei einem Patienten stellte sich gleichzeitig ein intracerebrales Hämatom arteriographisch dar.

Gelegentlich war ein ausgesprochenes Mißverhältnis zwischen der Größe des Hämatoms einerseits und der durch die Anteriorverlagerung zur Darstellung kommenden Seitenverschiebung andererseits zu beobachten (Abb. 5). Wir möchten darin einen Hinweis auf ein begleitendes Hirnödem sehen.

Nur einmal ergab das Arteriogramm keinen ausreichend sicheren Anhalt für ein subdurales Hämatom, während bei der Operation ein schmaler Blutmantel gefunden wurde. Dabei ist es vielleicht einer unter dem Hämatom gelegenen intracerebralen Blutung zuzuschreiben, daß das subdurale Hämatom keine größere Ausdehnung erreichen konnte.

Eine Ableitung des Hirnstrombildes konnte in sieben Fällen vorgenommen werden. Dabei waren langsame Frequenzen immer auf der Seite der Blutung oder bei Doppelseitigkeit auf der Seite des größeren Hämatoms zu beobachten. Auch wenn beiderseits δ- oder ϑ-Abläufe auftraten, waren sie meist auf der Seite des Hämatoms betont oder langsamer. Nur einmal fand sich ein diffus verändertes und beiderseits irreguläres Hirnstrombild mit nur leichtem Überwiegen der langsamen Wellen auf der Seite des Hämatoms. Eine Spannungsminderung auf der Hämatomseite war sechsmal zu beobachten. Sie war in zwei Fällen nur parietal erkennbar. Einmal fanden sich steile Wellen kontralateral zum Hämatom bei gleichzeitiger extremer Spannungsminderung homolateral.

Ein Teil der beim akuten subduralen Hämatom beobachteten Symptome ist in Abb. 6 nochmals zusammengestellt. Dabei wurde der Versuch gemacht, die Ausfälle zum Lebensalter in Beziehung zu setzen. Die Zahlen sind allerdings — wie bereits hervorgehoben — zu klein, um endgültige Aussagen zu erlauben. Es scheint jedoch, daß das Lebensalter ohne Einfluß auf die Art und die Entwicklung der Störungen ist.

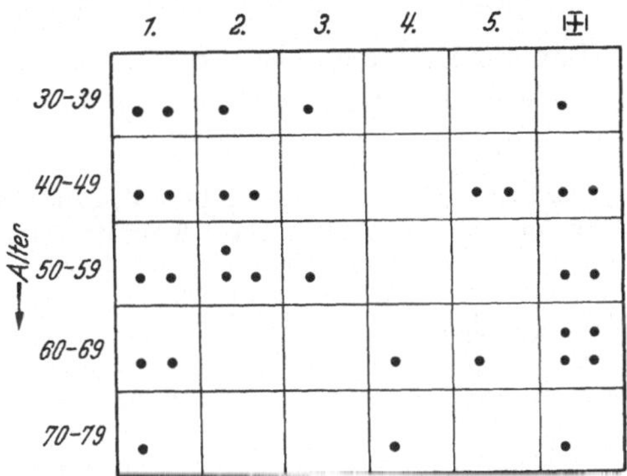

Abb. 6. Lebensalter und neurologische Störungen. Spalte 1: Pyramidenbahnläsionen (Hemiparesen und Reflexstörungen), Spalte 2: Stauungspapille, Spalte 3: Mydriasis, Spalte 4: hirnorganische Anfälle, Spalte 5: neurologisch o. B.

## b) Chronische subdurale Hämatome

Bei den bisher besprochenen Fällen traten die durch Blutung im Durabereich bedingten klinischen Ausfälle in unmittelbarem Anschluß an das Trauma oder doch wenigstens so frühzeitig auf, daß eine Abgrenzung dieser Erscheinungen von den Symptomen der direkten traumatischen Hirnschädigung nicht möglich war.

Wir haben deswegen alle diese Fälle — und nur diese — als akute subdurale Hämatome bezeichnet. Die jetzt zu besprechenden Beobachtungen weichen insofern von dem vorher geschilderten Bild ab, als zwischen dem Schädeltrauma und dem Auftreten der durch das Hämatom bedingten Störungen eine mehr oder weniger lange symptomfreie oder symptomarme Periode gelegen ist. Diese Krankheitsbilder möchten wir als chronische subdurale Hämatome oder als subdurale Hämatome im engeren Sinne den akuten gegenüberstellen. Wieweit eine solche Trennung gerade hier berechtigt ist, soll noch untersucht werden.

## 1. Chronische subdurale Hämatome nach ausreichend schwerem Schädeltrauma

Den ersten sieben Fällen dieser Gruppe kommt unserer Auffassung nach eine so große Bedeutung zu, daß auf eine Darstellung jedes einzelnen dieser Fälle nicht verzichtet werden kann.

**Fall 21:** Jak., Theodor, 49 Jahre alt, Aufnahme: 11. 1. 1955, Aufn.-Nr. 95/55.

In der Silvesternacht im Rausch auf der Treppe gefallen. Bei der Aufnahme in einer Chirurgischen Klinik unfallbedingte Bewußtseinsstörung und Rausch nicht zu trennen. Abriß des linken Ohres. Zunächst gute Erholung. Der Patient blieb aber immer etwas benommen und klagte über Kopfschmerzen. Seit dem 4. 1. wieder zunehmende Bewußtseinstrübung und verstärkte Kopfschmerzen. Bei der Verlegung in die Universitäts-Nervenklinik am 11. 1. keine sicheren Paresen, Armsehnenreflexe re. eine Spur lebhafter, deutliche Bewußtseinstrübung mit Desorientiertheit, Schläfrigkeit, Schwerbesinnlichkeit, Apathie und Antriebsarmut. Im EEG links, besonders temporal, $\delta$-Abläufe, rechts Niedervoltage. Bei rechtsseitiger Angiographie Anteriorverschiebung nach rechts, bei linksseitiger Angiographie Abdrängung der Gefäße von der Kalotte erkennbar. Sofortige Operation. Am gleichen Tage abends wieder ansprechbar, rasche Besserung in der Folgezeit. Am 26. 1. entlassen. Am nächsten Tage die Arbeit schon wieder aufgenommen. Bei Nachuntersuchungen am 25.1.1956 und am 2. 10. 1959 wurden keinerlei Beschwerden vorgebracht. Neurologischer und psychiatrischer Befund regelrecht.

Über den Grad des Schädeltraumas ist hier nichts Verbindliches auszusagen, da die initialen Traumafolgen, insbesondere die anfängliche Bewußtseinslage, infolge des gleichzeitig bestehenden Alkoholrausches nicht sicher zu beurteilen sind. Daß das Trauma nicht ganz leicht war, kann im Hinblick auf die äußeren Verletzungen und auch auf die Art des Unfalles ohne weiteres unterstellt werden. Die anfänglich gute Erholung war vielleicht auch durch das Abklingen der Alkoholintoxikation mitbedingt. Daß noch Traumafolgen bestanden, wird durch die anhaltende Benommenheit deutlich. Diese Benommenheit leitete kontinuierlich in die nach 3 Tagen auftretende zunehmende Bewußtseinstrübung über, die sicher als Symptom der Blutung im Durabereich aufzufassen ist. Der enge zeitliche Zusammenhang zwischen Trauma und Auftreten der Ausfälle seitens des Hämatoms zwingt zu der Annahme auch eines ursächlichen Zusammenhangs. Die Ähnlichkeit des Verlaufes mit dem der letzten in der Gruppe der akuten subduralen Hämatome aufgeführten Fälle ist offensichtlich. Bis zu der Kopfverletzung war der Patient beschwerdefrei, nach Entleerung des Hämatoms gesundete er rasch und blieb in der Folgezeit auch weiter ohne Beschwerden. Eine Pachymeningitis haemorrhagica — also ein chronisch progredienter Prozeß —, auf deren Boden etwa das Hämatom durch die Kopfverletzung ausgelöst worden wäre, wird so ganz und gar unwahrscheinlich.

**Fall 22:** Erk., Jakob, 34 Jahre alt, Aufnahme: 24. 9. 1956, Aufn.-Nr. 2479/56.

Am 13. 9. 1956 Motorradunfall. Zwei Tage bewußtlos, am 3. und 4. Tag aufklarend, am 5. Tag bewußtseinsklar, am 6. Tag wieder benommen, am 7. Tag vorübergehend bewußtseinsklar, dann aber zunehmende Benommenheit. Deswegen von einem auswärtigen Krankenhaus mit Verdacht auf subdurales Hämatom in die Universitäts-Nervenklinik verlegt. Bei der Aufnahme erhebliche Bewußtseinstrübung, rechte Papille nasal unscharf, leichte Parese des rechten Armes. Im EEG Amplitudenminderung rechts parietal. Dort auch einzelne flache $\delta$-Gruppen (2—3 Hz). Links unregelmäßige $\alpha$-$\vartheta$-Aktivität, mit reichlich $\delta$-Abläufen durchmischt. Bei rechtsseitiger Angiographie Darstellung eines subduralen Hämatoms. Da die A. cerebri anterior nicht gefüllt war, auch linksseitige Angiographie, die ein normales Gefäßbild zeigte. Sofortige operative Entleerung des Hämatoms, danach aufgeklart, aber noch erhebliche psychische Auffälligkeiten im Sinne eines „Durchgangssyndroms" mit vorwiegend affektiven Störungen. Bei einer Nachuntersuchung im September 1959 war zu erfahren, daß noch dreimal offenbar hirnorganische Anfälle aufgetreten waren, jeweils in Abständen von etwa ¾ Jahren, der letzte Anfall vor ungefährf 9 Monaten. Noch Klagen über Schwindelgefühl beim Blick nach oben und Schlafstörungen. Arbeitet wieder voll als Betriebsschlosser in einem größeren Braunkohlenwerk. Neurologischer Befund regelrecht, kein sicher pathologischer Befund in psychischer Hinsicht.

Hier lag wieder eine schwere Verletzung, eine sichere Hirnkontusion vor. Nach Abklingen der initialen Bewußtseinstrübung war der Verletzte zunächst kurze Zeit bewußtseinsklar, ehe sich — als Ausdruck der Durablutung — die Bewußtseinslage wieder verschlechterte. Ein weiteres Fortschreiten der Ausfälle konnte durch die Operation verhindert werden. Nach der Operation blieb als Defektsyndrom ein hirnorganisches Anfallsleiden bestehen. Ob es Folge der Hirnkontusion oder der Durablutung war, soll jetzt nicht erörtert werden. Progrediente Störungen traten auch später während des bisher überschbaron Zeitraumes von 3 Jahren nie mehr auf. Vor dem Unfall war der Patient beschwerdefrei. Das Hämatom führte kurz nach dem Unfall (6 Tage) erstmalig zu Ausfällen. Die Annahme einer anderen als einer traumatischen Genese wäre völlig abwegig. Auch das Alter des Patienten spricht unbedingt gegen eine Pachymeningitis haemorrhagica interna.

**Fall 23:** Dit., Gerhard, 32 Jahre alt, Aufnahme: 22. 10. 1957, Aufn.-Nr. 2597/57.

Am 21. 10. 1957 im Rausch auf der Treppe gestürzt. Am nächsten Morgen noch schläfrig, verdöst und verwirrt, deswegen Einweisung in die Universitäts-Nervenklinik. Bei der Aufnahme Kopfplatzwunde li. parietal, leichte Nackensteife, re. Pupille eine Spur weiter als die linke, Papillengrenzen bds. gering unscharf, keine Paresen, Sprache etwas verwaschen, fragliche literale Paraphasien. Deutlich somnolent, verhangen, schläfrig, desorientiert. Liquor fleischwasserfarben, 28/3 Zellen, 2,2 Ges.-Eiweiß (Kafka), Mastixlinkszacke. EEG: Frequenzlabilität mit Wechsel zwischen $\alpha$-, $\vartheta$- und $\beta$-Abläufen. Links temporal vermehrt $\vartheta$- und vereinzelt auch $\delta$-Wellen. In den folgenden Tagen langsames Abklingen der Bewußtseinstrübung. Am 26. 10. ausreichend orientiert, noch gering verhangen, jetzt sichere Paraphasien, am 30. 10. wieder zunehmend schläfrig, deutliche Stauungspapille, vor allem links. Bei Angiographie Darstellung eines linksseitigen subduralen Hämatoms, das in der Neurochirurgischen Universitätsklinik sofort operativ entleert wurde. Am Tage nach der Operation wieder vollständig bewußtseinsklar und orientiert. Abklingen auch der Stauungspapillle bis zum 7. 11. Am 9. 11 1957 beschwerdefrei entlassen. Bei einer Nachuntersuchung am 8. 9. 1959 noch Klagen über Schwierigkeiten beim Sprechen, auch das Lesen falle noch etwas schwer, schlafe bei der Arbeit oft ein. Seit der Entlassung zweimal Anfälle mit Bewußtseinsverlust. Vielleicht Ungeschicklichkeit rechts, noch deutliche Wortfindungsstörungen und sichere organische Wesensänderung.

Hier handelt es sich wiederum um einen Patienten in einem Alter, in dem die Pachymeningitis haemorrhagica zu den ausgesprochenen Seltenheiten gehört. Das Trauma war, wie auch der Liquorbefund zeigte, schwer, die initiale Bewußtseinsstörung wurde durch einen gleichzeitig bestehenden Alkoholrausch überdeckt. Beschwerdefreiheit bis zum Unfall, Abklingen der Störungen nach der Operation

bis auf ein Defektsyndrom, wie es auch sonst bei Hirnkontusionen zu beobachten
ist und das Fehlen erneuter progredienter Ausfälle in der über zwei Jahre zu ver-
folgenden Katamnese sprechen wieder gegen eine Pachymeningitis haemorrhagica
und für eine rein traumatische Entstehung des Hämatoms.

**Fall 24:** Bro., Heinrich, 50 Jahre alt, Aufnahme: 8. 10. 1955, Aufn.-Nr. 2210/55.

Am 2. 10. 1955 Verkehrsunfall. Platzwunden am Hinterkopf und Nasenrücken. Vom erst-
behandelnden Krankenhaus Hirnkontusionen angenommen. Keine Angaben über die Dauer
der Bewußtlosigkeit. Der Patient blieb desorientiert und nachts unruhig, deswegen Verlegung
in die Universitäts-Nervenklinik. Hier neurologischer Befund regelrecht, noch leichte Bewußtseinstrübung bei ausreichender Orientierung. Im Gespräch interessiert, stellt sinnvolle
Fragen, hat aber am nächsten Tag den Inhalt des Gespräches vergessen. Nachts unruhig und
verwirrt. Im Liquor 69/3 Zellen, 5,5 Ges.-Eiweiß (Kafka), Mastixlinkszacke. Von Mitte Oktober an bewußtseinsklar, auch nachts nicht mehr unruhig und verwirrt. Wegen Rippenfrakturen in die Chirurgische Universitätsklinik verlegt. Von dort in gutem Zustand Anfang
November entlassen. Zu Hause dann wieder zunehmend auffällig. „Durcheinander", redete
„dummes Zeug", klagte über Kopfschmerzen. Bei erneuter Aufnahme gab der Patient selbst
an, daß er gelegentlich nicht wisse, wo er sei, er habe häufig Kopfschmerzen. Linke Pupille
etwas weiter als die rechte, leichte Papillenunschärfe bds., Eigenreflexe an den Beinen rechts
etwas lebhafter, Dysdiadochokinese rechts. Wieder leichte Bewußtseinstrübung. Am 13. 11.
abends verwirrt, am 14. 11. morgens plötzlich einsetzende Bewußtlosigkeit. Daraufhin linksseitige Angiographie, die ein subdurales Hämatom ergab. Trotz Mittelständigkeit der A.
cerebri anterior wegen des sehr schlechten Allgemeinzustandes keine rechtsseitige Angiographie mehr vorgenommen. Bei beidseitiger Trepanation in der Neurochirurgischen Universitätsklinik doppelseitiges Hämatom entleert. Nach der Operation weitere Verschlechterung,
am 18. 11. 1955 gestorben.

Bei diesem Patienten ist die Zeitspanne zwischen Trauma und Diagnose sowie
Operation des Hämatoms wesentlich größer als bei denen, über die bisher berichtet wurde. Die Schwere des Traumas, die danach immer wieder auftretenden
psychischen Störungen, zwischen denen nur kurze symptomarme oder symptomfreie Intervalle lagen und auch wieder die völlige Beschwerdefreiheit vor dem Unfall lassen aber einen von diesem unabhängigen Prozeß nicht annehmen. Der ungünstige Verlauf kann durch die späte Erkennung und Behandlung des Hämatoms
bedingt gewesen sein, er läßt andererseits einen krankhaften Grundprozeß, auf
dessen Boden das Trauma zu der Blutung geführt haben könnte, nicht ganz sicher
ausschließen. Daran, daß das schwere Trauma aber auch ohne einen derartigen
Grundprozeß eine Blutung in den Subduralraum auszulösen in der Lage war, kann
kaum ein Zweifel bestehen.

**Fall 25:** Schn., Theodor, 32 Jahre alt, Aufnahme: 9. 9. 1953, Aufn.-Nr. 1228/53.

Am 29. 8. 1953 Sturz mit Motorrad. Tief bewußtlos in einem auswärtigen Krankenhaus
aufgenommen. Dort ungleich weite, träge reagierende Pupillen, wechselnde Pulsfrequenz,
Schlüsselbeinfraktur links. Noch einige Tage fehlorientiert, dann Besserung. Seit dem 6. 9.
zunehmende Facialisparese links und psychische Veränderungen entsprechend einer Kon-
tusionspsychose. Deswegen Verlegung in die Universitäts-Nervenklinik. Bei der Aufnahme
bewußtseinsklar, voll orientiert, linke Papille unscharf, linke Pupille eine Spur weiter als die
rechte, Abducens- und periphere Facialisparese links, sonst neurologischer Befund regelrecht.
Hirnstrombild unregelmäßig mit $\vartheta$-Abläufen von 5—7 Hz und bis zu 40 $\mu$V über den vorderen
Hirnregionen. Fragliche $\alpha$-Reduktion rechts. Am 14. 9. Facialis- und Abducensparese etwas
zurückgebildet, aber deutliche Stauungspapille mit kleiner flächenhafter Blutung links, beginnende Stauungspapille auch rechts. Gleichzeitig jetzt wieder stärkere Bewußtseinstrübung.
Bei Angiographie am 15. 9. Darstellung eines subduralen Hämatoms rechts. Operation am
18. 9. Am nächsten Tag wieder wach und ansprechbar, rasche Rückbildung der Stauungspapille. Bei einer Nachuntersuchung im Juni 1954 (Gutachten) Klagen über Vergeßlichkeit,
Schwindelgefühl, Kopfschmerzen, Brechreiz. Noch Rest einer peripheren Facialisparese links

und leichte organische Wesensänderung. Ähnliche Klagen wie 1954 auch bei einer Nachuntersuchung 1956 wieder vorgebracht. 1959 wurde auf Anfrage mitgeteilt, daß immer noch Kopfschmerzen, Übelkeit und Brechreiz bestünden. Die Arbeit als Diplomingenieur falle wesentlich schwerer als vor dem Unfall.

Etwa 8 Tage nach dem schweren Schädeltrauma mit Gehirnkontusion traten also bei dem noch relativ jungen, bis dahin völlig gesunden Patienten nach vorübergehender Besserung der Unfallfolgen erneut progrediente Ausfälle — infolge der Durablutung — auf. Der Zustand des Kranken konnte nach der operativen Entleerung des Hämatoms über einen Zeitraum von mehr als 5 Jahren weiter verfolgt werden. Eine größere Durablutung ist während dieser Zeit sicher nicht aufgetreten. Die noch von dem Patienten angegebenen Beschwerden können als Folge der traumatischen Gehirnschädigung angesehen werden. Eine Pachymeningitis haemorrhagica läßt sich durch nichts wahrscheinlich machen, die Annahme einer traumatischen Genese der Durablutung ist unumgänglich.

**Fall 26:** Kor., Anton, 39 Jahre alt, Aufnahme: 5. 2. 1954, Aufn.-Nr. 211/54.
Mitte Dezember 1953 Motorradunfall, an den keine klare Erinnerung mehr besteht. Damals bemerkte der Patient erst nach Ankunft am Zielort eine Beule am Kopf, dann kam ihm eine schwache Erinnerung an den Sturz und er stellte auch eine Beschädigung des Motorrades fest. In der Folgezeit Kopfschmerzen, die aber nicht an der Arbeit hinderten. Bis etwa Weihnachten 1953 waren die Beschwerden ganz abgeklungen. Ende Januar 1954 eines Morgens mit sehr heftigen Kopfschmerzen erwacht, die in den nächsten Tagen noch zunahmen. Dann auch Brechreiz und Übelkeit. Der Ehefrau fiel in den letzten Tagen eine psychische Veränderung auf, der Patient sei schläfrig, vergeßlich und oft wie geistesabwesend gewesen. Bei der Aufnahme verlangsamt, schwerfällig, antriebsarm, linke Pupille etwas weiter als die rechte, nasale Papillenunschärfe besonders links, neurologischer Befund sonst regelrecht. Normales Hirnstrombild, Angiographie links o. B., bei rechtsseitiger Angiographie Darstellung eines subduralen Hämatoms. Nach operativer Entleerung rasche und vollständige Erholung. Bei einer Nachuntersuchung im Januar 1956 noch Klagen über häufige Kopfschmerzen und Vergeßlichkeit. Neurologischer und psychischer Befund regelrecht.

Über den Schweregrad des Traumas läßt sich nichts sicheres aussagen. Eine erhebliche Gewalteinwirkung, die sehr wohl in der Lage war, auch zu intrakraniellen Gefäßzerreißungen zu führen, wird man aber im Hinblick auf die doch deutliche Bewußtseinstrübung oder Bewußtseins„änderung" ohne weiteres unterstellen dürfen. Alter des Verletzten, Vorgeschichte und auch der weitere über 2 Jahre kontrollierte Verlauf sprechen wieder gegen eine primäre Duraerkrankung.

**Fall 27:** Cür., Willi, 31 Jahre alt, Aufnahme: 9. 1. 1957, Aufn.-Nr. 99/57.
Am 24. 8. 1956 Sturz mit Motorroller, etwa ½ Std bewußtlos. 3 Wochen Krankenhausbehandlung, dann Mitte Oktober Arbeit wieder aufgenommen. Zu dieser Zeit noch gelegentlich etwas Schmerzen im Hinterkopf. Seit November wieder Zunahme der Kopfschmerzen, die oft den ganzen Tag anhielten. Nachts deswegen nicht geschlafen, oft erbrochen. Bei ambulanter Untersuchung in der Universitäts-Nervenklinik am 11. 12. neurologischer Befund regelrecht, auch psychiatrisch o. B. 21. 12. wegen der starken Kopfschmerzen erneut Krankenhausaufnahme und Anfang Januar 1957 Verlegung in die Universitäts-Nervenklinik. Bei der Aufnahme bewußtseinsklar, leichte Papillenprominenz rechts, Eigenreflexe bds. sehr lebhaft, beim Gang li. Arm etwas weniger mitbewegt. In den Tagen nach der Aufnahme zunehmende Bewußtseinstrübung. Bei linksseitiger Angiographie am 14. 1. Darstellung eines großen subduralen Hämatoms, das sofort anschließend in der Neurochirurgischen Universitätsklinik operativ entleert wurde. Nach Abklingen der Narkoseerscheinungen noch am Operationstage wieder vollständig bewußtseinsklar, rasche Rückbildung der Beschwerden. Bei mehreren Nachuntersuchungen, zuletzt im September 1959, Klagen über häufige Kopfschmerzen und Reizbarkeit. Bds. sehr lebhafte Reflexe, Rossolimosches Phänomen bds. pos. EEG am 22. 1. 1960: Seitendifferenz mit ausgeprägter lokaler Dysrhythmie links zentral.

Auch dieser Patient war z. Z. des Unfalls in dem Alter, in dem die Pachymeningitis haemorrhagica gemeinhin nicht aufzutreten pflegt. Er war bis zum Unfall beschwerdefrei. In den seit der Operation jetzt verflossenen 2½ Jahren sind keinerlei Störungen mehr aufgetreten, die an eine primäre Duraerkrankung denken lassen. Die noch bestehenden Ausfälle können als Defektsyndrom nach Schädelhirntrauma angesehen werden. Die Schwere des Unfalls war sicher ausreichend, um zu Gefäßzerreißungen und zu einer größeren intrakraniellen Blutung zu führen. Das freie Intervall war bei diesem Patienten besonders lang.

Bei diesen sieben Kranken lag immer ein Trauma vor, das schwer genug war, um zu intrakraniellen Gefäßzerreißungen und zu Durablutungen zu führen. Bei allen Patienten war einheitlich zunächst eine deutliche Rückbildung der initialen Unfallfolgen z. T. bis zur völligen Beschwerdefreiheit zu beobachten. Diese Latenzzeit ist bei den ersten Fällen dieser Gruppe so kurz, daß der zeitliche Zusammenhang zwischen Trauma und klinischer Manifestierung des Hämatoms trotzdem ein sehr enger bleibt. Diese Beobachtungen schließen sich somit den vorher mitgeteilten, noch der Gruppe der akuten subduralen Hämatome zugeordneten Fälle an, bei denen ja auch bereits eine leichte Besserung der initialen Unfallfolgen zu verzeichnen war, bevor die Symptome der intrakraniellen Blutung sich bemerkbar machten. In unserer Reihe ist jeweils von einem Fall bis zum nächsten nur ein kleiner Schritt und die Verwandtschaft oder Identität zwischen zwei nebeneinander berichteten Krankheitsbildern ist evident. An der Identität auch in pathogenetischer Hinsicht ist kaum zu zweifeln. Die Verbindung zwischen so verschiedenartigen Krankheitsbildern wie sie am Anfang und am Ende der Reihe stehen, wird durch die dazwischenliegenden Fälle geschaffen. Der Vergleich aller Fälle läßt stufenlose Übergänge zu immer längeren Intervallen erkennen. Auch bei den Kranken mit langem Intervall ist die Annahme anderer ursächlicher Faktoren als des Traumas für das Hämatom im Bereich der Dura mater nicht zu rechtfertigen. Bei einigen der Patienten spricht zusätzlich auch das Alter und die Katamnese gegen eine Pachymeningitis haemorrhagica, bei allen spricht die Anamnese gegen eine solche Erkrankung, denn alle Patienten waren bis zum Trauma vollständig beschwerdefrei. Das Krankheitsbild setzte immer erst mit der Verletzung ein. An der Möglichkeit einer Manifestation duraler Blutungen auch nach längerem freiem Intervall im Zusammenhang mit schweren und mittelschweren Schädeltraumen kann somit auf Grund der klinischen Gegebenheiten gar nicht gezweifelt werden.

## 2. Chronische subdurale Hämatome bei Jugendlichen

Die im Folgenden darzustellenden Fälle bilden wiederum eine einheitliche Gruppe, wobei das jugendliche Alter der Patienten (15—26 Jahre) als gemeinsames Kriterium ebenso wie das Ergebnis langer katamnestischer Kontrollen bei einem Teil der Verletzten auch diese Fälle den traumatischen Hämatomen zuordnen läßt.

**Fall 29:** Schw., Fred, 20 Jahre alt, Aufnahme: 31. 10. 1957, Aufn.-Nr. 2672/57.
Am 5. 9. 1957 beim Boxen Schlag gegen das Kinn bekommen und für einige Sekunden „zu Boden gegangen". Dabei allenfalls ganz kurz bewußtlos. In der Folgezeit wechselnd Kopfschmerzen, teils links, teils rechts. Seit 8. 10. Zunahme der Kopfschmerzen, am 9. 10. erstmalig erbrochen. Vom 27. 10. bis 30. 10. ständig geschlafen, müde, schlapp, immer häufiger erbrochen. Seit 31. 10. wieder wohl gefühlt, kaum noch Kopfschmerzen. Kommt jetzt zu Fuß in die Poliklinik. Dort, abgesehen von einer fraglichen Papillenunschärfe, neurologischer Befund

regelrecht, auch in psychischer Hinsicht nichts Auffälliges. EEG: 6 Hz Grundrhythmus mit paroxysmaler δ-Aktivität, die gelegentlich rechts stärker ausgeprägt ist. Amplitudenminderung links temporo-parietal. Bei linksseitiger Angiographie Verdrängung nach links, im rechtsseitigen Angiogramm Darstellung eines subduralen Hämatoms. Sofortige operative Entleerung, postoperativer Verlauf komplikationslos. Am 15. 11. 1957 beschwerdefrei entlassen. Keine Nachuntersuchungen.

Die Krankheitserscheinungen setzten hier im Anschluß an ein leichtes Kopftrauma — eine Sportverletzung — ein. Der Verletzung folgte nicht, wie bei einigen der im vorigen Abschnitt geschilderten Kranken, ein symptomfreies Intervall, sondern der Verletzte klagte vom Augenblick des Traumas an über Kopfschmerzen. Einen Monat nach der Verletzung kam es zu einer akuten Verschlechterung, wobei offenbar Bewußtseinsstörungen auftraten, die sich aber wieder zurückbildeten. Zum Zeitpunkt der Aufnahme in der Universitäts-Nervenklinik wies, abgesehen von den auch damals noch bestehenden Kopfschmerzen, lediglich der EEG-Befund noch auf eine cerebrale Störung hin. Einen Zusammenhang mit dem Trauma anzunehmen, ist im Hinblick auf die als „Brückensymptom" zu wertenden Kopfschmerzen naheliegend. Dabei ist aber zu betonen, daß das Trauma sicherlich sehr leicht war. Die Annahme einer Pachymeningitis haemorrhagica wird durch das Alter und auch durch die Anamnese — der Patient war bis zur Verletzung beschwerdefrei — unwahrscheinlich. Auffällig und hervorzuheben ist, daß auch nach Einsetzen der sicher dem Hämatom zuzuordnenden Ausfälle diese nicht etwa stetig progredient verliefen, sondern wieder eine weitgehende Rückbildung erkennen ließen. Die Bewußtseinstrübung war nur eine vorübergehende, die Bewußtseinslage in den letzten Wochen vor der Operation schwankend.

**Fall 30:** Schu., Ernst, 16 Jahre alt, Aufnahme: 25. 1. 1956, Aufn.-Nr. 241/56.

Am 15. 12. 1955 mit zunächst leichten Kopfschmerzen und Schmerzen in der Augengegend erkrankt, dabei auch Brechreiz und gelegentlich Erbrechen. Zunahme der Beschwerden in den nächsten 8 Tagen. Später auch verschwommen und doppelt gesehen. Bei einer augenärztlichen Untersuchung Sehnervenschwellung festgestellt, deswegen Einweisung in die Universitäts-Nervenklinik. Hier Abducensparese rechts, Papillenprominenz bds. mit links stärker ausgeprägten flohstichartigen Blutungen. Sonst neurologischer Befund regelrecht. Bewußtseinsklar, keine psychischen Auffälligkeiten. EEG: physiologisch. Bei rechtsseitiger Angiographie leichte Anteriorverschiebung nach links, Abdrängung der Mediagefäße rechts parietotemporal an umschriebener, etwas ungewöhnlicher Stelle. Erst nachträglich wurde auf nochmaliges Befragen vom Patienten angegeben, daß er im August 1955 beim Fußballspiel ein leichtes Kopftrauma erlitten habe und damals auch kurzdauernd bewußtlos gewesen sei. Nach der am 2. 2. 1956 in der Neurochirurgischen Universitätsklinik durchgeführten Hämatomentleerung rasch wieder aus der Narkose erwacht und danach bewußtseinsklar. Bei der Entlassung am 16. 2. nur noch mäßige Abducensparese. Ende Dezember 1959 teilte der Patient auf Anfrage mit, daß nur noch bei scharfem Blick nach links Doppelbilder aufträten. Im übrigen habe er noch gelegentlich Brechreiz, Übelkeit und Kopfschmerzen.

Das Trauma war hier vom Patienten, obwohl es zu einer kurzen Bewußtlosigkeit geführt hatte, zunächst gar nicht angegeben worden. Die Diagnose wurde dadurch erheblich erschwert, und der angiographische Befund stellte eine ausgesprochene Überraschung dar. Das Intervall ist ungewöhnlich lang. Zur Annahme eines traumaunabhängigen Prozesses an der Dura, also einer Pachymeningitis haemorrhagica, wird man sich aber in Anbetracht des Alters des Verletzten, der Vorgeschichte und auch der Katamnese wieder nicht entschließen können.

**Fall 33:** Sto., Jürgen, 25 Jahre alt, Aufnahme: 19. 9. 1959, Aufn.-Nr. 1536/59.

Der Patient wurde in der Nacht zum 19. 9. 1959 bewußtlos aufgefunden. Da in seinen Papieren ein Strafbefehl zu finden war, ergab sich der Verdacht auf einen Suicidversuch. Bei

Aufnahme in der Universitäts-Nervenklinik erhebliche Bewußtseinstrübung, aber Reaktion auf Schmerzreize. Kein sicher krankhafter neurologischer Befund. Ganz allmähliche Aufhellung des Sensoriums in der Folgezeit. Drei Tage nach der Aufnahme wirkt der Kranke noch erheblich „intoxiziert", es fällt eine Bißnarbe an der Unterlippe auf. Der Patient lehnt auch bei intensivem Befragen einen Arzneimittelmißbrauch oder eine Arzneimitteleinnahme entschieden ab. In den nächsten Tagen weitere Besserung, aber noch erheblich verlangsamt. Am 26. 9. erneut somnolent und bewußtseinsgetrübt, jetzt auch Beinsehnenreflexe links lebhafter als rechts. Am 28. 9. wieder frische Bißnarbe an der Unterlippe. Im EEG Herdbefund links temporo-centro-parietal. Bei rechtsseitiger Angiographie leichte Anteriorverlagerung nach rechts. Bei linksseitiger Angiographie Darstellung eines großen temporal gelegenen subduralen Hämatoms. Nach der in der Neurochirurgischen Universitätsklinik durchgeführten Operation noch einige Tage verwirrt und bettflüchtig. Am 5. 10. wieder in die Universitäts-Nervenklinik zurückverlegt. Damals noch unkritisch, euphorisch, inadäquat im Affekt. Neurologischer Befund regelrecht. Ergänzte die Anamnese dahingehend, daß er nie Anfälle gehabt habe und die Bewußtseinstrübung wohl nach einem Sturz im Rausch eingesetzt habe.

Bei diesem Patienten wird man ein schwereres Trauma unterstellen müssen. Offenbar hatte der Kranke die Verletzung durch einen Sturz im Rausch, vielleicht auch bei einem hirnorganischen Anfall, erlitten. Da über die Anamnese nichts bekannt war, wurde die Möglichkeit der Kopfverletzung bei den differentialdiagnostischen Überlegungen zunächst gar nicht berücksichtigt. Die eigenartigen Begleitumstände der Einweisung leiteten anfangs in die Irre. Gerade dadurch ist diese Beobachtung aber so lehrreich, zeigt sie doch, wie sehr die Diagnose des Durahämatoms erschwert wird, wenn das vorausgehende Trauma nicht bekannt ist. Bezüglich der Differentialdiagnose gegenüber der Pachymeningitis haemorrhagica gilt das bereits bei den übrigen Fällen dieser Gruppe Gesagte.

Die weiteren in diese Untergruppe einzuordnenden Fälle entsprechen den drei geschilderten (Tabelle 6). So steht in Fall 28, wie bei dem Patienten Schw. wieder eine leichte Sportverletzung, die in diesem Fall noch nicht einmal zu Bewußtseinsverlust geführt hatte, am Beginn der Erkrankung. Der Krankheitsverlauf bei Fall 31 stimmt mit dem des Patienten Schu. weitgehend überein. Auch hier wurde die bei einem leichten Sportunfall erlittene Kopfverletzung zunächst nicht angegeben. Bei Fall 32 handelt es sich um einen Anfallskranken, der bei einem Anfall ein Schädeltrauma erlitten hatte. Dabei ist hervorzuheben, daß immer bei Anfallskranken die Möglichkeit eines Schädeltraumas erörtert werden muß und daß beim Auftreten chronisch progredienter cerebraler Störungen bei solchen Krankheiten auch das subdurale Hämatom in die differentialdiagnostischen Erwägungen einzubeziehen ist.

Alle in dieser Untergruppe eingeordneten Kranken waren in einem Alter, in dem die Pachymeningitis haemorrhagica nicht aufzutreten pflegt. Das Krankheitsbild war dem Verlauf nach immer scharf abgegrenzt. Es setzte aus voller Gesundheit heraus ein, führte in wenigen Monaten zum Höhepunkt und klang nach der Operation vollständig ab. Bei den katamnestisch kontrollierten Fällen waren nie Störungen festzustellen, die auf eine Wiederholung der Krankheitserscheinungen hätten schließen lassen. Ein großer Teil der Kranken gab fast völlige Beschwerdefreiheit an, z. T. über sehr lange Zeit. Die Verläufe sind also mit der Annahme einer chronisch progredienten Duraerkrankung — einer Pachymeningitis haemorrhagica interna — unvereinbar.

Den Krankheitserscheinungen ging immer ein z. T. sehr leichtes Trauma voraus. Die Annahme, daß diesem Trauma auch eine ursächliche Bedeutung zukomme, scheint uns gerechtfertigt. Daß auch Einwände hiergegen vorgebracht werden können, soll nicht verschwiegen werden. Der Haupteinwand ist der, daß solch leichte Traumen kaum geeignet seien, zu intrakraniellen Gefäßrupturen zu führen und daß andererseits wohl jeder Mensch häufig derartige geringfügige Verletzungen erleidet, ohne an einem subduralen Hämatom zu erkranken. Auch die meisten Kranken mit ganz andersartigen Störungen, so könnte man zudem sagen, werden wohl bei entsprechend intensiver Befragung ein ähnliches leichtes Schädeltrauma in der Vorgeschichte angeben und man könnte dann vielleicht auch für die Encephalomyelitis disseminata oder etwa den Diabetes mellitus die ätiologische Bedeutung leichter Kopftraumen mit dem gleichen Recht zu beweisen versuchen. Alle diese Einwände gehen aber an der Tatsache vorbei, daß subdurale Hämatome traumatisch ausgelöst werden können, wie die vorher mitgeteilten Fälle ausreichend beweisen, und daß die Verläufe dann ganz genau denen entsprechen, wie wir sie auch bei den zuletzt erwähnten jugendlichen Patienten mit Bagatelltraumen finden konnten, nämlich daß die Erscheinungen des subduralen Hämatoms erst nach einem mehr oder weniger langen freien Intervall auftreten. Auch in dieser zuletzt mitgeteilten Untergruppe sind im übrigen einige Fälle, bei denen das Trauma a priori als schwer genug angesprochen werden kann, um zum subduralen Hämatom zu führen, und gerade auch die Verwandtschaft dieser Fälle mit den anderen ist so eindeutig, daß die Annahme der traumatischen Genese gerechtfertigt erscheint. Ganz zweifellos muß man aber einen zusätzlichen disponierenden Faktor unterstellen,

Tabelle 6. *Chronische traumatische subdurale Hämatome bei Jugendlichen*

| Nr. | Name | Alter | Geschl. | Trauma | Intervall | Seite | Psychische Störungen | Herdzeichen | Fundus | Pupillen | Verlauf, morphologische Befunde |
|---|---|---|---|---|---|---|---|---|---|---|---|
| 28 | Rie. | 26 | m. | (+) | 6 Wo. | li. | Plötzliche Bewußtseinstrübung nach Encephalographie | Babinski bds. | Papillenunschärfe bds. | o. B. | Nach Op. rasche Besserung, nach 8 Jahren noch beschwerdefrei, ohne krankhaften Befund |
| 29 | Schw. | 20 | m. | + | 5 Wo. | re. | Wechselnd starke Somnolenz | — | Fragliche Papillenunschärfe re. | o. B. | Nach Op. rasche Besserung |
| 30 | Schu. | 16 | m. | + | 4 Mo. | re. | — | Abducensparese re. | St.-P. bds. | o. B. | Nach Op. rasche Besserung |
| 31 | Lag. | 15 | m. | (+) | 8 Wo. | li. | — | Armsehnenreflexe re. > li. | Papillenunschärfe bds. | o. B. | Nach Op. rasche Besserung |
| 32 | Lew. | 22 | m. | + | 3 Wo. | re. | Zunehmende Bewußtseinstrübung | Parese des Rectus inferior re. | St.-P. re. | o. B. | Nach Op. Besserung |
| 33 | Sto. | 25 | m. | ? | 10 Ta. | li. | Wechselnd starke Somnolenz | Beinsehnenreflexe li. > re., Anfälle | o. B. | o. B. | Nach Op. Besserung |

da sonst die Seltenheit des Auftretens subduraler Hämatome nach derartigen Bagatelltraumen nicht erklärt werden könnte. Auf diese Fragen soll später noch näher eingegangen werden.

### 3. Chronische subdurale Hämatome, die auf Grund des postoperativen Verlaufes als traumatisch anzusprechen sind

War bei den Patienten der letzten Untergruppe in erster Linie auf Grund des Alters eine Pachymeningitis haemorrhagica auszuschließen, so läßt sich bei den in Tabelle 7 zusammengefaßten Fällen, deren Krankheitsverläufe im Folgenden zu schildern sind, eine chronisch progrediente Duraerkrankung, wie sie die Pachymeningitis haemorrhagica interna darstellt, durch das Ergebnis der über lange Zeit durchgeführten katamnestischen Untersuchungen unwahrscheinlich machen. Einige der Krankengeschichten seien wieder gesondert besprochen.

**Fall 34:** Lam., Hermann, 62 Jahre alt, Aufnahme: 30. 7. 1954, Aufn.-Nr. 1280/54.

Am 28. 5. 1954 von einer Treppe gefallen, danach 1½—2 Tage lang seine Umgebung nicht erkannt. Nach vierwöchigem Krankenhausaufenthalt wieder völlig klar. Konnte seinen eigenen landwirtschaftlichen Betrieb wieder leiten, aber nur leichte Arbeit verrichten. Am 27. 7. Milchwagen gefahren, dabei starke körperliche Anstrengung bei dem Versuch, die plötzlich anziehenden Pferde zurückzuhalten. Einen Tag später verwirrt und unruhig, schon in den letzten beiden Wochen vor diesem Ereignis Klagen über starke Kopfschmerzen. Bei der Aufnahme in der Universitäts-Nervenklinik ganz leichte Papillenunschärfe rechts, rechter Arm spontan weniger bewegt, sonst neurologischer Befund regelrecht. Deutliche Bewußtseinstrübung, dauernde motorische Unruhe. Im Liquor bei normalen Zell- und Eiweißwerten Mastixlinkszacke. Im Röntgenbild Nachweis einer Schläfenbeinfissur. Bei einer am 6. 8. durchgeführten Encephalographie erhebliche Verdrängung zur rechten Seite, bei linksseitiger Angiographie Darstellung eines subduralen Hämatoms. Nach der sofortigen Hämatomentleerung noch einige Tage unruhig, desorientiert, seit 9. 8. bewußtseinsklar und geordnet. Bei mehreren Kontrollangiographien langsame Verkleinerung des gefäßfreien Raumes nachweisbar. Bei Nachuntersuchung im Dezember 1954 noch Klagen über gelegentliche Kopfschmerzen beim Bücken und bei Anstrengung. Anfang 1956 bei erneuter Nachuntersuchung, ebenso 1959 gleiche Klagen vorgebracht. Neurologischer und psychiatrischer Befund immer regelrecht.

Das Trauma war bei diesem Patienten sicher ausreichend schwer, um eine intrakranielle Blutung zu verursachen. Bei dem Alter des Verletzten und auch in Anbetracht des langen freien Intervalls drängt sich aber auch die Frage auf, ob nicht eine Pachymeningitis haemorrhagica interna Ursache der Blutung gewesen sein könnte. In diesem Zusammenhang würde auch der zweite „Unfall" an Bedeutung gewinnen. Könnte man sich doch vorstellen, daß die starke körperliche Anstrengung beim Versuch, die Pferde zurückzuhalten, die Durablutung auf dem Boden einer bereits bestehenden Duraerkrankung ausgelöst habe. Auch dieser Patient hatte aber vor seinem Unfall nie irgendwelche Beschwerden verspürt, die auf eine Pachymeningitis haemorrhagica interna hinweisen könnten. Er ist auch nach Entleerung des Hämatoms bis jetzt — während einer Zeit von mehr als 5 Jahren — ohne wesentliche Beschwerden geblieben. Nie haben sich wieder progrediente Ausfälle eingestellt, die auf eine Duraerkrankung oder auf eine raumfordernde intrakranielle Blutung hinweisen könnten. Somit wäre auch hier wieder eine traumatische Durablutung anzunehmen. Dem zweiten „Unfallereignis", nämlich der plötzlichen starken körperlichen Anstrengung, könnte man insofern eine Bedeutung zusprechen, als es die Phase der Dekompensation einleitete, nachdem bis dahin die intrakranielle Druckerhöhung offenbar noch nicht zu Ausfällen geführt

Tabelle 7. *Chronische subdurale Hämatome, die auf Grund des postoperativen Verlaufes als traumatisch anzusprechen sind*

| Nr. | Name | Alter | Geschl. | Trauma | Intervall | Seite | Psychische Störungen | Herdzeichen | Fundus | Pupillen | Verlauf, morphologische Befunde |
|---|---|---|---|---|---|---|---|---|---|---|---|
| 34 | Lam. | 62 | m. | ++ | 8 Wo. | li. | Bewußtseinstrübung, Unruhe | Hemiparese re. | Papillenunschärfe re. ? | o. B. | Nach Op. Besserung, nach 5 Jahren noch praktisch beschwerdefrei |
| 35 | For. | 56 | m. | ++ | 3 Mo. | li. | Wechselnd starke Bewußtseinstrübung | Hemiparese re. | o. B. | o. B. | Nach Op. Besserung, nach 7 Jahren noch beschwerdefrei |
| 36 | Kri. | 55 | m. | +++ | 4 Mo. | re. | Plötzlich einsetzende Bewußtseinstrübung | Hemiparese li. | o. B. | o. B. | Nach Op. Besserung, nach 3 Jahren noch beschwerdefrei |
| 37 | Stu. | 40 | m. | + | 38 Ta. | li. | Schwerbesinnlichkeit | Hemiparese re. | o. B. | o. B. | Nach Op. unvollkommene Besserung, nach 3½ Jahren Defektsymptome, keine Progredienz |
| 38 | Kra. | 57 | m. | +++ | 13 Ta. | re. | Wechselnd starke Bewußtseinstrübung | Hemiparese re. | o. B. | o. B. | Nach Op. Besserung, nach 4½ Jahren noch beschwerdefrei |
| 39 | Kai. | 71 | m. | ++ | 1 Tag | re. | Somnolenz | Hemiparese re. | St.-P. bds. | o. B. | Nach Op. Besserung, nach 5 Jahren noch beschwerdefrei |
| 40 | Tot. | 70 | m. | + | 17 Ta. | li. | Bewußtseinstrübung | Eigenreflexe re. > | o. B. | li. > re. | Nach Op. Besserung, nach 4 Jahren kein Anhalt für neue Blutung |
| 41 | Koh. | 44 | m. | + | 45 Ta. | bds. | Zunehmende Bewußtseinstrübung | Hemiparese re. | Papillenunschärfe li. | Träge Lichtreaktion bds. | Nach Op. Besserung, in fast 4 Jahren keine erneute Progredienz |
| 42 | Gae. | 59 | m. | ++ | 9 Wo. | li. | Zunehmende Benommenheit | Hemiparese re. | Papillenunschärfe bds. | re. > li. | Nach Op. Besserung, nach 2 Jahren noch beschwerdefrei |
| 43 | Geu. | 43 | m. | ++ | 10 Wo. | li. | Wechselnd starke Bewußtseinstrübung, Antriebsarmut | Mimische Facialisschwäche re. | Papillenunschärfe bds. | o. B. | Nach Op. Besserung, in 4 Jahren keine erneute Progredienz |
| 44 | Wis. | 62 | m. | + | 6 Wo. | li. | Leichte Bewußtseinstrübung | Hemiparese re., Aphasie | o. B. | o. B. | Nach Op. Besserung, in fast 3½ Jahren keine erneute Progredienz |
| 45 | Rüh. | 52 | m. | (+) | 14 Ta. | re. | Benommenheit | Babinski re. + | o. B. | o. B. | Nach Op. Besserung, nach mehr als 9 Jahren noch beschwerdefrei |
| 46 | Pom. | 52 | m. | (+) | 3 Ta. | li. | Paranoid, delirant | Eigenreflexe re. > Babinski re. + | St.-P. bds. | o. B. | Nach Op. Besserung, in 5 Jahren keine erneute Progredienz |
| 47 | Schm. | 56 | m. | (+) | 7 Ta. | re. | Bewußtseinstrübung | Hemiparese li. Babinski bds. + | St.-P. bds. | o. B. | Nach Op. Besserung, nach 4 Jahren noch beschwerdefrei |
| 48 | Züc. | 49 | m. | (+) | 4 Mo. | re. | Rasch zunehmende Bewußtseinstrübung | Spastische Reflexe re. > li. | o. B. | Weit und lichtstarr bds. | Nach Op. Besserung, nach 3½ Jahren ohne wesentliche Beschwerden |
| 49 | Hes. | 56 | m. | +++ | 2 Mo | re. | Unruhe, Verwirrtheit | Hemiparese re. | Papillenunschärfe li. | o. B. | Nach Op. Besserung, in 4 Jahren keine erneute Progredienz |

hatte, also kompensiert war. Auf diese Möglichkeit soll später noch im einzelnen eingegangen werden.

**Fall 35:** For., Klemens, 56 Jahre alt, Aufnahme: 15. 10. 1952, Aufn.-Nr. 1518/52.

10. 7. 1952 Autounfall, über den keine näheren Angaben zu erhalten sind. Erst im Krankenhaus wach geworden. Wunden an der Stirn. In der Folgezeit zeitweise Kopfschmerzen, besonders in der Stirngegend. Anfang Oktober bei Gartenarbeit von einem Kirschbaum gefallen. Sicher keine Kopfverletzung, Mittelfußbruch und Bluterguß im Fuß. Nach dem zweiten Unfall starke Kopfschmerzen und 2 Tage später rechtsseitige Lähmung. Die Schmerzen seien ganz anders gewesen als vorher. Bei der Aufnahme in die Universitäts-Nervenklinik deutliche Bewußtseinstrübung, ungenaue Orientierung, Wortfindungsstörungen und verbale Paraphasien bei erhaltenem Sprachverständnis, Hemiparese rechts. In den folgenden Tagen auffälliger Wechsel der Bewußtseinslage. Im EEG Herdbefund links präcentroparietal, Liquorbefund regelrecht, bei Encephalographie Verdrängung nach rechts, bei linksseitiger Angiographie Nachweis eines großen subduralen Hämatoms. Nach operativer Entleerung sehr rasche Erholung. Bei Nachuntersuchungen im Mai 1953, im Januar 1956 und im Oktober 1959 immer Beschwerdefreiheit angegeben. Arbeitet wieder voll in seinem alten Beruf. Neurologischer und psychiatrischer Befund regelrecht.

Das Krankheitsbild ist dem des vorigen Patienten sehr ähnlich, sowohl was den Grad des Traumas und die Dauer des Intervalls anbetrifft, als auch durch das Vorhandensein einer zweiten Schädigung, die als auslösendes Moment für die kurze Zeit später aufgetretenen klinischen Ausfälle angesehen werden kann. Während des Intervalls bestanden bei diesem Patienten immer Kopfschmerzen, die als Bindeglied oder auch als „Brückensymptom" zwischen Trauma und Auftreten der hämatombedingten Störungen bezeichnet werden können. Die lange beschwerdefreie Katamnese erlaubt ohne weiteres, eine Pachymeningitis haemorrhagica interna auszuschließen.

**Fall 37:** Stu., Ewald, 40 Jahre alt, Aufnahme: 6. 6. 1953, Aufn.-Nr. 722/53.

Am 1. 5. 1953 von einem Motorrad angefahren, sofort bewußtlos, Dauer der Bewußtlosigkeit nicht bekannt. Seit dem Unfall Kopfschmerzen, zunächst rechts, später immer über dem linken Auge. Am 6. 6. morgens plötzlich bewußtlos umgefallen, kein Zungenbiß, über Krämpfe nichts bekannt. Nach etwa 10 min wieder zu sich gekommen, seitdem Gehverschlechterung. Schon drei Tage vor diesem Ereignis Schwindelgefühl. Bei der Aufnahme in der Universitäts-Nervenklinik spastische Hemiparese rechts, Hemihypaesthesie rechts, verwaschene dysarthrische Sprache, leichte Bewußtseinstrübung, deutliche Schwerbesinnlichkeit. Im Angiogramm subdurales Hämatom links mit Herabdrängung der Anterior im Seitenbild. Sofort in der Neurochirurgischen Universitätsklinik operative Entleerung des bereits abgekapselten Hämatoms. Auch nach der Operation keine Bewußtseinsaufhellung, motorische Aphasie. Zum Ausschluß eines doppelseitigen Hämatoms Encephalographie, die ein mittelständiges Ventrikelsystem ergibt. Am 9. 6. mehrere Jackson-Anfälle rechts. Erst nach erneuter Operation am 23. 6., bei der nochmals Hämatomreste ausgespült werden konnten, Besserung bei Weiterbestehen einer rechtsseitigen Lähmung. Bei einer Nachuntersuchung am 17. 1. 1956 noch Klagen über Kopfschmerzen und Sprachstörungen. Spastische Hemiparese rechts, bulbär dysarthrische Sprache. Auch bei weiterer Nachuntersuchung im März 1957 noch spastische Hemiparese und Hemihypaesthesie sowie deutliche organische Wesensänderung.

Bei diesem Patienten, der wiederum ein schweres Hirntrauma erlitten hatte, blieben zwar auch nach der Hämatomentleerung noch erhebliche Ausfallserscheinungen bestehen. Diese ließen aber in der Folgezeit nie wieder eine Progredienz erkennen. Sie müssen also als Defektsymptome und als Folge der durch das Trauma und das Hämatom hervorgerufenen Hirnschädigung angesehen werden. Einer Pachymeningitis haemorrhagica interna, also einem chronisch progredienten Prozeß, lassen sie sich nicht zuordnen.

**Fall 41:** Koh., Wilhelm, 44 Jahre alt, Aufnahme: 31. 1. 1954, Aufn.-Nr. 183/54.

Am 15. 12. 1953 Verkehrsunfall. 15 min bewußtlos, bei der Aufnahme in einem auswärtigen Krankenhaus noch benommen. Wegen Unterschenkelverletzung Amputation erforderlich, die in Lumbalanaesthesie durchgeführt wurde. Liquor dabei nicht blutig. Immer etwas Kopfschmerzen, die Ende Januar zunahmen. Seit 29. 1. 1954 auch psychische Veränderungen, zunächst in Form von Unruhe. Seit dem 30. 1. zunehmende Benommenheit. Deswegen Verlegung in die Universitäts-Nervenklinik. Hier bei Aufnahme tiefe Bewußtseinstrübung, träge Pupillenreaktionen, beginnende Papillenunschärfe links, Hemispastik rechts mit positiven Zeichen von Babinski und Rossolimo. Angiographie links: subdurales Hämatom, keine Anteriorverschiebung; deswegen doppelseitige Trepanation. Dabei Entleerung eines beiderseitigen Hämatoms, das auf der linken Seite größer ist als rechts. Am 1. 2. Bewußtseinsaufhellung, am dritten Tage nach der Operation bewußtseinsklar. Bei histologischer Untersuchung der bei der Operation excidierten Dura typische Dreischichtung der unversehrten harten Hirnhaut. An die Dura schließt sich ein nicht sehr zellreiches Granulationsgewebe an, das anscheinend von der Dura durch ein Endothel abgegrenzt wird. Es weist größtenteils fibrocytäre Zellen auf und ist sehr stark capillarisiert. Inmitten des Organisats kleinere und mittlere Extravasate. Das Granulationsgewebe liegt rein subdural. Nachuntersuchung am 1. 10. 1959: noch Druckgefühl im Kopf, Wetterempfindlichkeit. Erschütterung beim Gang mit Prothese wirke sich im Kopf unangenehm aus. Arbeite wieder voll, treibe auch noch etwas Sport, nehme ziemlich viel Tabletten ein. Neurologisch und psychiatrisch o. B.

Hier handelt es sich um einen der wenigen Patienten, bei denen ausreichende morphologische Untersuchungen durchgeführt werden konnten. Wenn auch nicht die gesamte Hämatomkapsel dabei untersucht wurde, so spricht doch der histologische Befund gegen traumaunabhängige krankhafte Veränderungen an der Dura. Die lange beschwerdearme Katamnese läßt ebenfalls eine primäre und progrediente Duraerkrankung ausschließen.

**Fall 43:** Geu., Peter, 43 Jahre alt, Aufnahme: 9. 3. 1955, Aufn.-Nr. 533/55.

Ende September 1954 beim Strohladen vom Wagen gefallen. ½ Std bewußtlos und noch lange benommen. Drei Wochen zu Bett gelegen wegen starker Kopfschmerzen über dem linken Auge. Dann wieder gearbeitet bis zum 27. 11. Wegen der starken Kopfschmerzen zu jenem Zeitpunkt in ein auswärtiges Krankenhaus eingewiesen. Dort wohl bewußtlos geworden und etwa drei Tage bewußtlos geblieben. Auch in der darauf folgenden Zeit noch Kopfschmerzen. Ende Februar 1955 verschwommenes Sehen besonders links. Arbeitsversuch am 3. März wieder aufgegeben wegen Kopfschmerzen. Dann Einweisung in die Universitäts-Nervenklinik. Hier bei der Aufnahme völlig bewußtseinsklar, vielleicht etwas antriebsarm, nasale Papillenunschärfe links und mimische Facialisschwäche rechts. Im EEG mäßig ausgeprägter niedergespannter $\alpha$-Rhythmus um 10—11 Hz bei 5—25 $\mu$V, in den von allen Hirnregionen paroxysmal 6 Hz-Wellen mit 40 $\mu$V bei Differenzbildung gegen linkes Ohr einstreuen. Liquor regelrecht. Auf eigenen Wunsch wieder entlassen.

Bei Wiederaufnahme einige Wochen später angegeben, daß in der Zwischenzeit manchmal völlig beschwerdefrei, aber immer noch gelegentlich Schmerzen über dem linken Auge. Befund unverändert. Rechtsseitige Facialisparese nicht mehr ganz sicher, bei linksseitiger Angiographie Darstellung eines subduralen Hämatoms. Operation zunächst abgelehnt und gegen Revers entlassen, dann jedoch selbst die Neurochirurgische Universitätsklinik aufgesucht. Dort Operation am 18. 4. 1955. Am Nachmittag schon wieder gut ansprechbar, am nächsten Tag bewußtseinsklar, noch etwas teilnahmslos. Komplikationsloser Heilverlauf. Bei mehreren Nachuntersuchungen (Gutachten), zuletzt im April 1959, immer Klagen über Kopfschmerzen und Schwindelgefühl. Arbeitet nicht voll. Leichte mimische Facialisschwäche rechts und fragliche organische Wesensänderung. Im EEG zuletzt Dysrhythmie links und Amplitudenminderung rechts. Bei angiographischer Kontrolle aber kein subdurales Hämatom nachweisbar.

Vorgeschichte und Katamnese sprechen gegen eine primäre, chronisch progrediente Duraerkrankung. Auch im Hinblick auf das Alter des Patienten wäre eine Pachymeningitis nicht sehr wahrscheinlich. Bemerkenswert ist hier das sehr lange Intervall. Auch der eigenartige Wechsel im Grad der Krankheitserscheinungen ist auffällig. Besonders muß hervorgehoben werden, daß sich an eine erhebliche Bewußtseinstrübung von mehrtägiger Dauer eine Periode langanhaltender Bewußtseinsklarheit anschloß. Auch auf diese Eigentümlichkeit soll später noch eingegangen werden.

**Fall 45:** Rüh., Gerhard, 52 Jahre alt, Aufnahme: 10. 6. 1950, Aufn.-Nr. 661/50.

Im Februar 1950 während der Karnevalszeit beim Gehen nach einem Maskierten umgesehen, dann wieder nach vorne geschaut und im gleichen Augenblick mit der Stirn gegen einen Laternenpfahl gelaufen. Zuerst etwas benommen gewesen. Noch etwa 4 Monate gearbeitet. In dieser Zeit gelegentlich Stiche über dem rechten Auge. Erst nach längerer Arbeit in der Sonne im Mai plötzlich stärkere Kopfschmerzen, die dann allmählich zunahmen. Dabei dann auch Auftreten von Schwindelgefühl, sei torkelig gewesen und auch einmal hingefallen. In den letzten drei Tagen vor der Aufnahme morgens erbrochen. Am Aufnahmetag benommen, schläfrig, langsam und schwer besinnlich. Keine Paresen, seitengleich lebhafte Reflexe, Babinski-Rflex rechts auslösbar. Zunehmende Benommenheit am Nachmittag des Aufnahmetages, deswegen Encephalographie. Dabei Nachweis einer Verdrängung nach links. Liquor regelrecht. Bei der Operation in der Chirurgischen Universitätsklinik Nachweis eines subduralen Hämatoms, das entleert wurde. Schon am Operationstag wieder bewußtseinsklar. Bei einer Nachuntersuchung im September 1959 angegeben, daß er zwei Monate nach der Operation die Arbeit wieder aufgenommen habe. Er habe noch einige Zeit gelegentlich Schwindelgefühl und Kopfschmerzen gehabt, sei dann jedoch völlig beschwerdefrei gewesen. In der Zwischenzeit habe er sich schon mehrfach wieder am Kopf gestoßen, ohne je ähnliche Folgen bemerkt zu haben wie 1950. Neurologischer und psychiatrischer Befund völlig regelrecht.

Auch dieser Patient erlitt nur ein leichtes Trauma ohne Bewußtseinsverlust. Das Alter des Patienten läßt auch die Annahme einer Pachymeningitis haemorrhagica zu. Bedenkt man aber, daß der Patient bis zu dem Schädeltrauma völlig beschwerdefrei war und daß auch nach der Operation des Hämatoms, in einer Zeit von mehr als 9 Jahren — die Katamnese ist die längste unseres Beobachtungsgutes —, keinerlei Beschwerden aufgetreten sind, so erscheint diese Vermutung doch völlig abwegig. Bemerkenswert ist auch die bei der letzten Nachuntersuchung vom Patienten gemachte Angabe, daß er in der Zwischenzeit schon mehrfach wieder ähnliche Kopfverletzungen erlitten habe, ohne daß sich je wieder schwerere Folgeerscheinungen eingestellt hätten.

Die Fälle dieser zuletzt geschilderten Untergruppe sind in ihrem Krankheitsverlauf nicht ganz so einheitlich wie die der bisherigen Gruppen. Was sie miteinander verbindet, ist lediglich die über Jahre verfolgbare Katamnese, die für jeden einzelnen Fall das Auftreten neuer progredienter, cerebraler Erscheinungen, wie sie bei einer Pachymeningitis haemorrhagica zu erwarten gewesen wären, ausschließen läßt. Wir möchten deswegen das Vorliegen dieses Krankheitsbildes bei allen diesen Fällen, wenn auch bei einzelnen von ihnen unter Zurückstellung einiger Bedenken, ablehnen. Sicher kommt auch hier dem Trauma für die Entstehung der Durablutungen die größte Bedeutung zu.

### 4. Chronische subdurale Hämatome wahrscheinlich traumatischer Genese

Die Fälle, die nun besprochen werden sollen, lassen im Gegensatz zu den bisher berichteten den sicheren Ausschluß einer Pachymeningitis haemorrhagica nicht zu. Sie entsprechen aber im Verlauf und in der Symptombildung den bereits dargestellten so weitgehend, daß es berechtigt erscheint, sie als analoge Krankheitsbilder anzusehen und auch bei ihnen eine traumatische Entstehung der Durablutung zu vermuten, besonders, da sich eine Pachymeningitis haemorrhagica bei keinem der Fälle *wahrscheinlich* machen läßt. Immer waren die Kranken bis zu dem Trauma beschwerdefrei.

**Fall 50:** Küh., Alwin, 70 Jahre alt, Aufnahme: 13. 5. 1956, Aufn.-Nr. 1264/56.

Am 12. 5. 1956 von einem Motorroller angefahren. Deswegen in der Chirurgischen Universitätsklinik aufgenommen, dort Commotionssyndrom. Am 13. 5. morgens zunehmende Bewußtseinseintrübung. Bei einer konsiliarischen Untersuchung durch einen Arzt der Universitäts-Nervenklinik leichte Nackensteife, enge seitengleiche Pupillen, beiderseitige Abducensparese, sonst kein krankhafter neurologischer Befund, deutliche Bewußtseinseintrübung. Verlegung in die Universitäts-Nervenklinik. Hier allmählich Aufhellung des Bewußtseins, Liquor leicht blutig, 3/3 Zellen, 3,1 Gesamteiweiß (Kafka). Später wieder Verschlechterung des psychischen Zustandes. Im EEG mit $\beta$-Abläufen untermischter $\alpha$-Rhythmus über dem Vorderhaupt. Zwischenwellen und einzelne Steilwellen. Bei rechtsseitiger Angiographie Darstellung eines kleinen subduralen Hämatoms ohne Seitenverschiebung der Anterior. Bei linksseitiger Angiographie ebenfalls Darstellung eines Hämatoms. Nach der Operation nur langsame Besserung der psychischen Störungen. Die Abducensparese blieb unverändert bestehen. Zur vorgesehenen Nachuntersuchung nicht erschienen.

Die Schwere des Traumas und der enge zeitliche Zusammenhang sprechen für eine traumatische Genese der Durablutung. Bei dem Alter des Kranken ist besonders auch im Hinblick auf die Doppelseitigkeit des Hämatoms daneben an eine Pachymeningitis haemorrhagica zu denken, die sich nicht mit Sicherheit ausschließen läßt, weil eine ausreichende katamnestische Kontrolle nicht erfolgen konnte.

Tabelle 8. *Chronische subdurale Hämatome wahrscheinlich traumatischer Genese*

| Nr. | Name | Alter | Geschl. | Trauma | Intervall | Seite | Psychische Störungen | Herdzeichen | Fundus | Pupillen | Verlauf, morphologische Befunde |
|---|---|---|---|---|---|---|---|---|---|---|---|
| 50 | Küh. | 70 | m. | ++ | 1 Tag | bds. | Bewußtseinstrübung | Abducensparese bds. | o. B. | o. B. | Nach Op. langsame Besserung, Abducensparese unverändert |
| 51 | Ste. | 46 | m. | +++ | 10 Ta. | re. | Starke Bewußtseinstrübung | — | St.-P. re. > li. | o. B. | Nach Op. Besserung, nach 1 Jahr noch Klagen über Schwindel und Gedächtnisstörungen |
| 52 | Gro. | 50 | m. | +++ | 3 Wo. | li. | Lang anhaltende Bewußtseinstrübung | — | St.-P. bds. | o. B. | Nach Op. Besserung, 3 Jahre nach Op. an Herz- u. Kreislaufstörung†, keine Obduktion |
| 53 | Scho. | 70 | m. | ? | 5 Ta. | re. | Delirant | Babinski li. + | o. B. | o. B. | Nach Op. nur vorübergehend Besserung. 8. Tag nach Op. † |
| 54 | Schd. | 66 | m. | +++ | 4 Mo. | re. | Wechselnd starke Bewußtseinstrübung | — | o. B. | o. B. | Nach Op. zunächst rasch erholt, 3 Wo. nach Op. Hemiparesere., † Obdukt.: Sinusthrombose |
| 55 | Prü. | 61 | m. | +++ | 97 Ta. | li. | Bewußtseinstrübung, zeitweise Unruhe und Erregtheit | Hemiparese li. | St.-P. bds. | o. B. | Nach Op. Besserung, in 3 Jahren keine erneute Progredienz |

3*

Ähnlich wie dieser Fall lassen sich auch die übrigen in Tabelle 8 aufgeführten Beobachtungen den in der ersten Untergruppe der chronischen subduralen Hämatome besprochenen zur Seite stellen. Auch hier lassen entweder der enge zeitliche Zusammenhang zwischen Trauma und Auftreten der Symptome des Hämatoms oder aber bei längerem Intervall die Schwere des Traumas von sich aus den Zusammenhang auch als ursächlichen erscheinen.

**Fall 56:** Dan., Johann, 65 Jahre alt, Aufnahme: 22. 2. 1955, Aufn.-Nr. 420/55.

Etwa drei Monate vor der Aufnahme mit dem Fahrrad gestürzt und 5 min bewußtlos gewesen. In der Folgezeit wieder völlig wohl gefühlt. Seit 14 Tagen Klagen über Kopfschmerzen. Damals auch ein schiefes Gesicht gehabt, etwas später rechtes Bein nachgeschleift. Kurz danach Sprachstörung, brauchte oft falsche Worte, konnte außerdem nicht rechnen. Seit 4 Tagen starke Fallneigung nach rechts. Bei der Aufnahme in der Universitäts-Nervenklinik keine sichere Bewußtseinstrübung, aber deutliche mnestische Störungen. Vorwiegend motorische Aphasie und Wortfindungsstörungen. Rechte Pupille etwas entrundet und eine Spur weiter als links, keine St.-P., spastische Hemiparese rechts. Im EEG $a$-Minderung und unregelmäßige $\vartheta$-$\delta$-Aktivität links. Über den weiteren Querreihen links hochgespannte $\delta$-Paroxysmen und Krampfstromvarianten um 2—4 Hz. Bei linksseitiger Angiographie Darstellung eines großen subduralen Hämatoms mit nur geringer Seitenverschiebung der Anterior, rechtsseitiges Angiogramm normal. Nach der Operation nur verzögertes Wiederanlegen des Gehirns an die Schädelkalotte, zweimal Nachpunktionen erforderlich. Erst danach vollständige Erholung. Bei einer Nachuntersuchung im März 1955 noch leichte Hemiparese rechts und geringe Restaphasie, etwas schwer besinnlich und umständlich. Gab an, Kopfschmerzen zu haben. Bei einer weiteren Nachuntersuchung im Januar 1956 keinerlei Beschwerden mehr, auch kein sicher krankhafter neurologischer Befund. Zu einer 1959 geplanten Nachuntersuchung nicht erschienen.,

**Fall 61:** Bag., Maria, 67 Jahre alt, Aufnahme: 26. 5. 1959, Aufn.-Nr. 760/59.

Am 12. 2. 1959 auf einer Treppe gefallen. Nichts Genaues über Bewußtlosigkeit bekannt. Seit dem Sturz vergeßlich, spricht nicht mehr klar, seit 12. 5. starke Kopfschmerzen. Am 18. 5. erneut vor dem Bett hingefallen. Danach flüchtige Lähmung der linken Seite. Bei der Aufnahme in der Universitäts-Nervenklinik leicht nackensteif, keine Parese nachweisbar, auch nicht auf der linken Seite. Deutlich schwer besinnlich, kann keine verwertbaren Angaben machen. EEG: Basisaktivität im $\vartheta$-Bereich, rechts streckenweise verlangsamt mit extremer Spannungsreduktion frontoparietal rechts. Links $\delta$-Wellenzüge und Gruppen um 1,3—3 Hz. Liquorbefund regelrecht. Rechtsseitige Angiographie: Darstellung eines ausgedehnten subduralen Hämatoms. Nach Operation nochmals flüchtige Hemiparese links, dann langsam vollständige Besserung; vom Hausarzt wurde im November 1959 mitgeteilt, daß kein krankhafter Befund mehr bestehe und daß die Patientin völlig beschwerdefrei sei und ihre normale Arbeit leiste.

Diese beiden Fälle möchten wir, wie die sechs übrigen der Tabelle 9 der dritten Untergruppe der chronischen subduralen Hämatome zur Seite stellen. Vorgeschichte und Katamnese sprechen immer für den Traumazusammenhang, dabei konnte die Katamnese allerdings nicht so lange verfolgt werden, wie bei den vorher mitgeteilten Fällen. Eine Pachymeningitis haemorrhagica scheint uns somit nicht absolut sicher ausschließbar zu sein.

**Fall 64:** Schk., Erich, 44 Jahre alt, Aufnahme: 8. 2. 1954, Aufn.-Nr. 221/54.

Vierzehn Tage vor der Aufnahme auf den Hinterkopf gefallen. Nicht bewußtlos, weiter gearbeitet. Seitdem unerträgliche Kopfschmerzen, die in den letzten Tagen zunahmen. Bei der Aufnahme bewußtseinsklar, geordnet. Sehennreflexe rechts eine Spur lebhafter als links, sonst neurologischer Befund regelrecht. Etwa 45 min nach der Aufnahme plötzlich einsetzende tiefe Bewußtlosigkeit mit schnarchender Atmung. Druckpuls, linke Pupille lichtstarr und enger als die rechte, spastische Hemiparalyse rechts mit Facialisbeteiligung, Babinskisches Phänomen rechts positiv. Linksseitige Angiographie regelrecht. Wegen des schlechten Allgemeinzustandes keine weitere Angiographie. Sofort Probebohrung rechts, dabei großes subdurales Hämatom entleert. Nach der Operation nur vorübergehende Bewußtseinsaufhellung.

Tabelle 9. *Chronische subdurale Hämatome wahrscheinlich traumatischer Genese*

| Nr. | Name | Alter | Geschl. | Trauma | Intervall | Seite | Psychische Störungen | Herdzeichen | Fundus | Pupillen | Verlauf, morphologische Befunde |
|---|---|---|---|---|---|---|---|---|---|---|---|
| 56 | Dan. | 65 | m. | + | 10 Wo. | li. | Mnestische Störungen ohne sichere Bewußtseinstrübung | Hemiparese re., Aphasie | o. B. | o. B. | Nach Op. nur langsame Besserung, nach 1 Jahr beschwerdefrei |
| 57 | Pir. | 61 | m. | + | 14 Ta. | re. | Bewußtseinstrübung, zeitweise Unruhe u. Erregtheit | Sehnenreflexe li. > re. | o. B. | o. B. | Nach Op. Besserung, nach 1 Jahr noch Kopfschmerzen, keine neue Progredienz |
| 58 | Sym. | 50 | m. | + | 8 Wo. | li. | Plötzlich einsetzende Bewußtseinstrübung, Unruhe | Jacksonanfälle re. | St.-P. li. > re. | o. B. | Nach Op. Besserung, nach 1 Jahr nur noch geringe Beschwerde |
| 59 | Eng. | 50 | m. | ++ | 5 Ta. | re. | Verlangsamung, später Bewußtseinstrübung | — | Papillenunschärfe bds. | o. B. | Nach Op. Besserung, nach 1½ Jahren nur noch geringe Beschwerden |
| 60 | Vol. | 48 | m. | (+) | 14 Ta. | re. | Starke Bewußtseinstrübung | — | St.-P. li. > re. | o. B. | Wenige Tage nach Op. Hemiparese re., Jacksonanfälle re. (Karotisthrombose). Besserung, nach 7 Mo. geringe Schwäche re. |
| 61 | Bag. | 67 | w. | + | 3 Mo. | re. | Schwerbesinnlichkeit | Flüchtige Hemiparese li. | o. B. | o. B. | Nach Op. Besserung, nach 9 Mo. keine wesentl. Beschwerden |
| 62 | Kör. | 61 | m. | (+) | 14 Ta. | li. | — | Hemiparese re. Kojewnikow-Syndr. re., Aphasie | o. B. | o. B. | Nach Op. Besserung, nach 6 Mo. noch geringe Schwäche des re. Armes |
| 63 | Kre. | 53 | m. | (+) | 8 Wo. | re. | Somnolenz | Sehnenrefl. re. >. Oculomotoriusteilparese re. | Papillenunschärfe re. | o. B. | Nach Op. rasche Besserung |

Tabelle 10. *Chronische subdurale Hämatome wahrscheinlich traumatischer Genese*

| Nr. | Name | Alter | Geschl. | Trauma | Intervall | Seite | Psychische Störungen | Herdzeichen | Fundus | Pupillen | Verlauf, morphologische Befunde |
|---|---|---|---|---|---|---|---|---|---|---|---|
| 64 | Schk. | 44 | m. | (+) | 5 Ta. | re. | Plötzlich einsetzende Bewußtlosigkeit | Hemiparese li. | o. B. | li. eng u. lichtstarr | 3. Tag nach Op. †, Obdukt.: kein Anhalt für Pachymeningitis haemorrhagica |
| 65 | Grü. | 58 | m. | ? | 2 Mo. | re. | Rasch einsetzende Bewußtlosigkeit | Tetraspastik li. > re. | Papillenunschärfe bds. | re. > li. | 1. Tag nach Op. † |
| 66 | Fuc. | 81 | m. | + | 8 Wo. | li. | Plötzlich einsetzende Verwirrtheit | Hemiparese re. | o. B. | bds. eng | 2. Tag nach Op. † |

Am nächsten Tag erneut zunehmende Bewußtseinseintrübung, deswegen Ventriculographie.
Dabei starke Verlagerung nach links festgestellt. Bei Revision der Wunde mächtige Schwellung
der rechten Hemisphäre gefunden, Resektion des Temporallappens erforderlich. Am dritten
Tag nach der Operation gestorben. Bei der Obduktion makroskopisch kein Anhalt für eine
Pachymeningitis haemorrhagica, keine mikroskopische Untersuchung.

Der Obduktionsbefund macht hier eine Pachymeningitis haemorrhagica unwahrscheinlich, erlaubt aber nicht, sie mit Sicherheit auszuschließen. Ein Zusammenhang mit dem Trauma ist nach der Anamnese evident. Auch bei den
anderen beiden Fällen der Tabelle 10, die ebenfalls nach der Operation starben,
entsprechen Vorgeschichte und Verlauf denen der traumatischen subduralen Hämatome. Der ungünstige Ausgang läßt aber eine Pachymeningitis haemorrhagica
mit in die Erwägungen einbeziehen. Da keine Obduktion durchgeführt wurde,
kann dieses Krankheitsbild auch nicht mit Sicherheit ausgeschlossen werden.

## 5. Zusammenfassung der klinischen Symptome
### beim chronischen subduralen Hämatom

Die wichtigsten klinischen Symptome der Kranken mit chronischem traumatischem subduralem Hämatom sollen nachstehend wieder kurz zusammengefaßt
werden. Auf Unterschiede gegenüber dem Bild der akuten subduralen Hämatome
ist dabei jeweils hinzuweisen.

Unter den 46 Patienten waren 45 Männer und nur eine Frau. Das Hämatom
war 20mal links, 22mal rechts gelegen und 3mal doppelseitig. Eine Bevorzugung
einer Seite ist also nicht zu erkennen. Doppelseitige Hämatome sind in unserem
Beobachtungsgut seltener als sonst meist angegeben, wohl weil wir nur traumatische
Fälle berücksichtigt haben.

Abb. 7 zeigt die Verteilung auf die verschiedenen Altersgruppen. Dabei ist eine
Bevorzugung der mittleren und höheren Lebensalter zu erkennen. Der Altersgipfel
liegt in der sechsten Dekade, also etwas niedriger als bei der Gruppe der akuten
subduralen Hämatome. Weiterhin wurden chronische Verläufe, im Gegensatz zu
akuten auch bei jünge-
ren Menschen (vor dem
30. Lebensjahr) beobach-
tet. Der sich hier erge-
bende Unterschied mag
jedoch ein zufälliger sein.
Die Zahl der akuten sub-
duralen Hämatome ist
sicher zu klein, um end-
gültige Aussagen hierzu
zu erlauben.

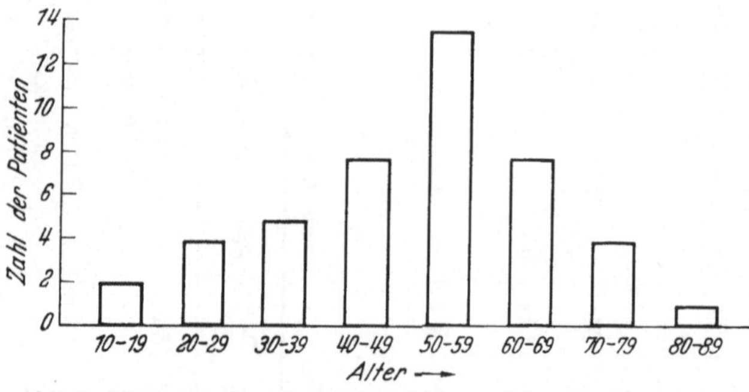


Abb. 7. Altersverteilung beim chronischen subduralen Hämatom

In Abb. 8 sind die
Fälle nach Schweregrad des Traumas und nach Intervallen zusammengestellt.

Wie wir es auch schon 1957 (G. WOLF u. I. GERBERDING) getan haben, unterscheiden
wir dabei wieder zwischen Bagatelltraumen [(+)] ohne Bewußtseinsverlust, leichten Traumen [+] mit Bewußtseinsverlust bis zu 15 min, mittelschweren Traumen [++] mit Bewußtseinsverlust von 16—60 min und schweren Traumen [+++] mit längerer Bewußtlosigkeit. Die Intervalle unterteilen wir in kurze (K) bis zu 14 Tagen, mittlere (M) von 2—8
Wochen und lange (L) von mehr als 8 Wochen Dauer. Bei den kurzen Intervallen unterscheiden

wir noch a: 1—2 Tage und b: 3—14 Tage Dauer. Als Intervall möchten wir wiederum in Übereinstimmung mit unserer früheren Definition nicht die Zeit der Beschwerdefreiheit oder Symptomfreiheit bezeichnen, sondern die Zeit zwischen dem Trauma und dem Beginn der dem Hämatom zuzuschreibenden Ausfälle, d. h. also im allgemeinen bis zum Einsetzen progredienter Störungen. Die Zeit, in der Ausfälle als direkte Hirntraumafolgen bestanden, rechnen wir also zum Intervall hinzu. Deswegen ziehen wir es auch vor, nicht vom freien Intervall sondern einfach vom Intervall zu sprechen.

Der Vollständigkeit und besseren Vergleichbarkeit halber haben wir in Abb. 8 die Fälle mit akuten traumatischen subduralen Hämatomen hinzugesetzt. Wie auch schon bei unserer Zusammenstellung von 1957 zeigt sich wieder, daß gerade diese Fälle die einzigen sind, die eine feste Beziehung erkennen lassen, nämlich die, daß bei Fehlen des Intervalls immer ein schweres Trauma vorliegt. Nach schweren Traumen kommen zwar auch längere Intervalle vor, aber nie ist umgekehrt nach leichten Traumen ein völliges Fehlen des Intervalls zu beobachten. Daß auch unter den Fällen mit Intervall von weniger als 2 Tagen keine mit leichteren oder mit Bagatelltraumen zu finden sind, fügt sich hier gut ein und scheint zu der Annahme zu passen, daß das Intervall um so kürzer ist, je schwerer das Trauma. Die Zahl der Fälle mit sehr kurzem Intervall ist aber so klein, daß hier wieder Zufälligkeiten im Spiel sein können. Überzeugender wird jedoch die Vermutung schon, wenn man bedenkt, daß bei den 10 Kranken mit Bagatelltrauma das Intervall immer mehr als 2 Tage einnahm. Von den

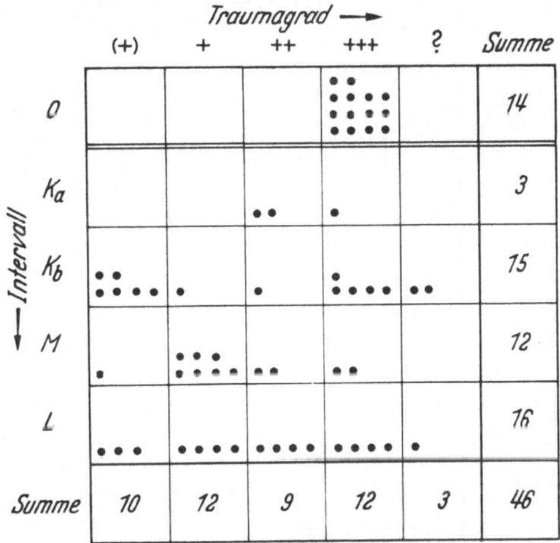


Abb. 8. Beziehungen zwischen Traumagrad und Intervall beim chronischen (und akuten) subduralen Hämatom. ( + ) Bagatelltrauma, + leichtes Trauma, + + mittleres Trauma, + + + schweres Trauma, 0 kein Intervall, $K_a$ Intervall 1—2 Tage, $K_b$ Intervall 3—14 Tage, M Intervall 2—3 Wochen, L Intervall mehr als 8 Wochen

sechs dieser Kranken, bei denen das Intervall kurz war ($K_b$), betrug es auch — was aus der Tabelle nicht hervorgeht — in drei Fällen 14 Tage, lag also an der oberen Grenze der Rubrik. Bei einem weiteren Fall betrug es 7 Tage und nur bei zweien war es kürzer. Auch dieses Verhalten bestätigt die Annahme, daß bei leichten Traumen die langen Intervalle überwiegen, bei schweren die kürzeren. Betrachten wir noch die sechs Fälle mit kurzem Intervall bei Bagatelltraumen bezüglich des Lebensalters, so erkennen wir, was wiederum aus der Tabelle nicht ersichtlich ist, daß es sich bei allen dieser Patienten um Menschen von mehr als 44 Jahren gehandelt hat. Man kann sich also sehr wohl vorstellen, daß hier auch das Lebensalter mit von Bedeutung ist. Abb. 9, bei der die Altersgruppen in Beziehung gesetzt sind zum Intervall, zeigt auch, daß bei den Patienten, die jünger waren als 30 Jahre, lange und mittlere Intervalle häufiger vorkommen. Intervalle der Gruppe $K_b$ finden sich erst vom 25. Lebensjahr ab, solche der Gruppe $K_a$ erst jenseits des 40. Lebensjahrs. Wiederum sind Irrtümer wegen der verhältnismäßig kleinen Zahlen möglich. Das Verteilungsbild in den Tabellen ist aber doch so regelmäßig, daß wir uns für berechtigt halten, eine derartige Beziehung zum wenigsten zu ver-

muten, nämlich daß bei jugendlichen Patienten die langen Intervalle häufiger sind
als bei älteren und daß auch nach leichten Traumen die Intervalle länger sind
als nach schweren, somit bei jugendlichen Patienten mit leichten Traumen im
allgemeinen lange Intervalle zu erwarten sind. Umkehrbar ist diese Beziehung
im übrigen nicht. Wir finden auch bei älteren Menschen mit schweren Traumen
lange Intervalle.

Bei einer Gegenüberstellung von Altersgruppen und Traumagrad lassen sich
keine eindeutigen Beziehungen erkennen (Abb. 10). Sicher ist es nicht so, daß

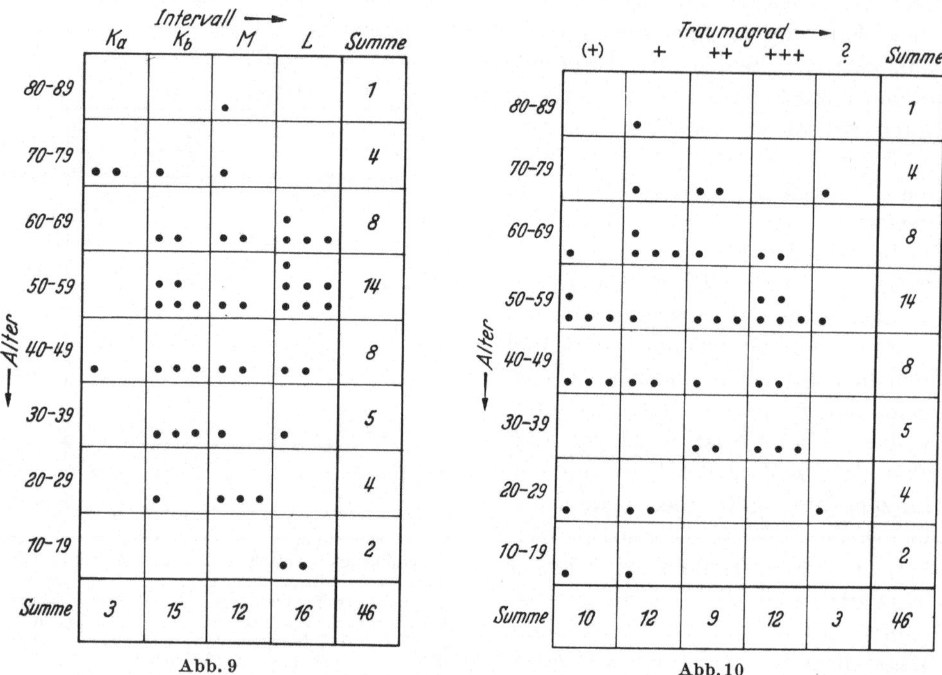

Abb. 9         Abb. 10

Abb. 9. Beziehungen zwischen Lebensalter und Intervall beim chronischen subduralen Hämatom.
$K_a$ Intervall 1—2 Tage, $K_b$ Intervall 3—14 Tage, $M$ Intervall 2—3 Wochen, $L$ Intervall mehr als
8 Wochen

Abb. 10. Beziehungen zwischen Lebensalter und Traumagrad beim chronischen subduralen Hämatom.
( + ) Bagatelltrauma, + leichtes Trauma, + + mittleres Trauma, + + + schweres Trauma

in den höheren Altersklassen eine größere Bereitschaft zur Durablutung insofern
erkennbar würde, als hier die subduralen Hämatome nach leichten Traumen über-
wögen. Im Gegenteil scheint es uns wichtig, darauf hinzuweisen, daß auch bei
Jugendlichen Bagatelltraumen als Ursache subduraler Hämatome vorkommen.

Von den 46 Kranken mit chronischen traumatischen subduralen Hämatomen
starben sechs. Die Letalität ist also wesentlich geringer als bei den Fällen mit
akutem subduralem Hämatom. Schon diese Differenz weist darauf hin, daß hier
zwei unterschiedliche Krankheitsbilder vorliegen und daß eine grundsätzliche
Trennung berechtigt ist. Die Todesfälle verteilen sich gleichmäßig auf die verschiedenen Altersgruppen vom 40. Lebensjahr an aufwärts. Von den jüngeren
Patienten ist keiner gestorben. Eine günstigere Prognose des subduralen Hämatoms
im jüngeren Lebensalter anzunehmen, scheint demnach gerechtfertigt. Sichere

Beziehungen zwischen Letalität und Intervall oder Letalität und Traumagrad sind nicht erkennbar. Auch nach Bagatelltraumen kommen tödlicheBlutungen vor! Sucht man nach Besonderheiten der klinischen Symptomatologie bei den Verstorbenen, so fällt auf, daß bei vier der sechs Patienten die Bewußtseinstrübung plötzlich eingesetzt hatte, worin also vielleicht ein prognostisch ungünstiges Zeichen zu sehen ist. Im übrigen entsprechen die klinischen Erscheinungen den auch bei den günstiger verlaufenen Fällen beobachteten.

Bei 18 der 46 Kranken konnten wir spastische Paresen beobachten, die14mal als Hemi- oder Monoparese kontralateral zum Hämatom — oder bei doppelseitigem Hämatom, zur größeren Blutung —, einmal homolateral auftraten. Dreimal bestanden beiderseits Paresen. Bei weiteren vier Patienten waren Paresen — im allgemeinen wegen der schlechten Untersuchbarkeit — nicht mit Sicherheit nachzuweisen, aber zu vermuten. In diesen Fällen konnten die — fraglichen — Paresen einmal kontralateral und dreimal homolateral zur Blutung — oder zum größeren Hämatom beobachtet werden (Tabelle 11).

12 Patienten boten lediglich Reflexstörungen in Form von Reflexdifferenzen mit pathologischen Reflexen oder ohne solche, aber ohne Paresen. Dabei waren die spastischen Störungen siebenmal kontralateral, zweimal homolateral zum Hämatom gelegen und dreimal doppelseitig (Tabelle 11). Betrachten wir die Paresen, auch solche leichtesten Grades, und die Reflexstörungen zusammen, so läßt sich erkennen, daß 34 der 46 Patienten Hinweise auf eine Pyramidenbahnläsion boten und daß die Störung 22mal kontralateral, sechsmal homolateral zum Hämatom auftrat und sechsmal doppelseitig zu beobachten war. Zu bemerken ist noch, daß bei keinem der Kranken mit doppelseitigem Hämatom auch beiderseitige Pyramidenbahnzeichen bestanden, daß also keinesfalls aus der Doppelseitigkeit klinischer Ausfälle auch auf ein beiderseitiges Hämatom und umgekehrt aus ihrer Einseitigkeit auf ein nur einseitiges Hämatom geschlossen werden darf.

Fragen wir bei den Fällen mit Pyramidenbahnstörungen nach Schwere des Traumas und Intervallänge (Abb. 11), so lassen sich hier keine konstanten Beziehungen erkennen. Die Ausfälle finden sich bei jedem Traumagrad und bei jeder Intervallänge mit ungefähr gleicher Häufigkeit.

Stauungspapillen zeigten 11 Kranke. Bei weiteren 14 bestand eine Papillenunschärfe. Insgesamt boten also 25 Patienten Stauungszeichen am Augenhintergrund. Tabelle 12 läßt erkennen, daß diese Stauungszeichen meist doppelseitig oder homolateral zum Hämatom auftraten. Abb. 12 zeigt, daß wiederum sichere Beziehungen zum Traumagrad und auch zum Intervall nicht bestehen. Von den Patienten mit Stauungszeichen am Augenhintergrund hatten 10 gleichzeitig Paresen, 5 Reflexanomalien und 10 keine Pyramidenbahnstörungen. Auch zwischen dem Auftreten pyramidaler Störungen und dem von Stauungszeichen am Augenhintergrund besteht also keine Korrelation.

Tabelle 11. *Beziehungen zwischen Seite des Hämatoms und Seite der Pyramidenbahnläsion*

| | Paresen | | Reflex-störungen | Summe |
|---|---|---|---|---|
| | (sicher) | (fraglich) | | |
| h | 1 | 3 | 2 | 6 |
| k | 14 | 1 | 7 | 22 |
| bds. | 3 | 0 | 3 | 6 |
| Summe | 18 | 4 | 12 | 34 |

*h* homolateral, *k* kontralateral, bds. beidseitig

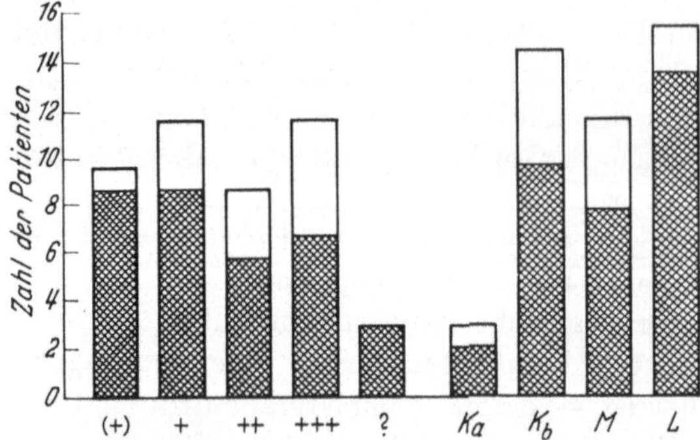

Abb. 11. Beziehungen zwischen Pyramidenbahnläsion einerseits und Traumagrad und Intervall andererseits. ( +) Bagatelltrauma, + leichtes Trauma, + + mittleres Trauma,
+ + + schweres Trauma, $K_a$ Intervall 1—2 Tage, $K_b$ Intervall 3—14 Tage, $M$ Intervall 2—3 Wochen, $L$ Intervall
mehr als 8 Wochen

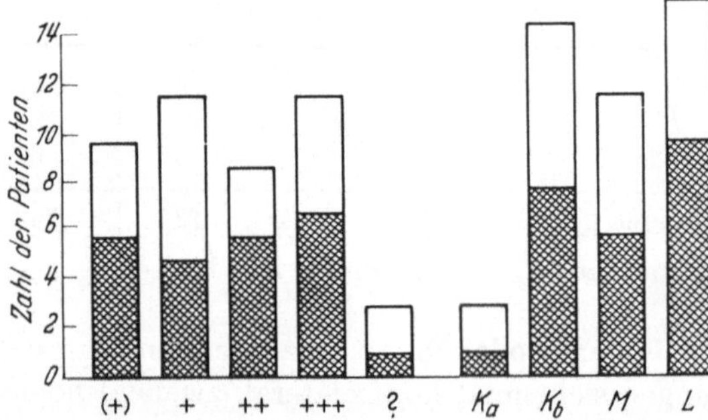

Abb. 12. Beziehungen zwischen Traumagrad und Intervall
einerseits und Stauungserscheinungen am Augenhintergrund andererseits beim chronischen subduralen Hämatom.
( +) Bagatelltrauma, + leichtes Trauma, + + mittleres
Trauma, + + + schweres Trauma, $K_a$ Intervall 1—2 Tage,
$K_b$ Intervall 3—14 Tage, $M$ Intervall 2—3 Wochen, $L$ Intervall mehr als 8 Wochen

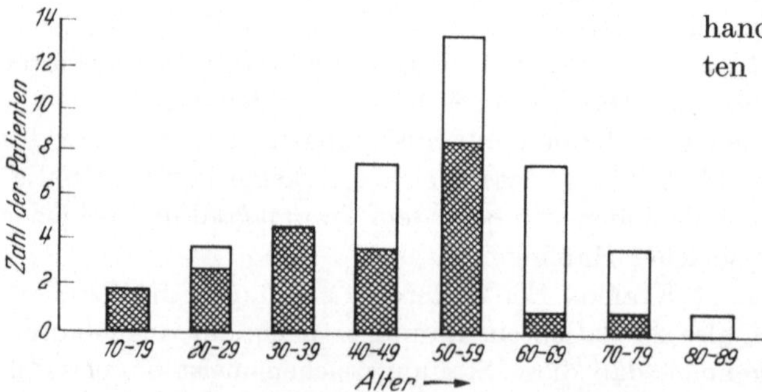

Abb. 13. Beziehungen zwischen Lebensalter und Auftreten von Stauungserscheinungen am Augenhintergrund beim chronischen subduralen
Hämatom

Eine eindeutige Beziehung läßt sich jedoch zwischen dem Auftreten von Stauungserscheinungen am Fundus und dem Lebensalter erkennen (Abb. 13).

Tabelle 12. *Beziehungen zwischen Seite des Hämatoms und Seite der Stauungserscheinungen am Augenhintergrund*

| | St.-P. | Papillenunschärfe |
|---|---|---|
| $h$ | 3 | 4 |
| $k$ | 2 | 2 |
| bds. | 6 | 8 |
| Summe | 11 | 14 |

$h$ homolateral, $k$ kontralateral, bds. beidseitig

Die jüngeren Patienten sind hier zweifellos häufiger betroffen. Von 11 Kranken, die jünger waren als 40 Jahre, hatte nur einer keine St.-P. Von 13 Kranken jenseits des 60. Lebensjahres boten hingegen nur zwei dieses Symptom.

Ungleich weite Pupillen hatten 14 Patienten. Bei drei Kranken war dabei eine einseitige maximale Pupillenerweiterung homolateral zum Hämatom vorhanden. Von diesen drei Patienten starben zwei, so daß man vielleicht berechtigt ist, in diesem Symptom ein prognostisch ungünstiges Zeichen zu erblicken. Eine maximale Pupillenerweiterung kontralateral zum Hämatom beobachteten wir nie. Bei leichteren Pupillendifferenzen war jedoch die weitere Pupille nur dreimal auf der Seite des Hämatoms und achtmal auf der Gegenseite.

An weiteren Hirnnervenausfällen beobachteten wir zweimal partielle Oculomotoriusparesen, zweimal Abducensparesen, in einem Fall gleichzeitig eine

Abducens- und eine periphere Facialisparese und schließlich bei einem Kranken Ausfälle im Versorgungsgebiet des zweiten Trigeminusastes. Andere Hirnnervenstörungen konnten wir nicht finden.

Nur bei sieben Patienten traten cerebrale Anfälle auf. Wiederum lassen sich keine Beziehungen zwischen den Anfällen und dem Lebensalter, dem Traumagrad oder dem Intervall erkennen (Abb. 14 u. 15). Bei sechs der Patienten mit Anfällen waren gleichzeitig Pyramidenbahnstörungen vorhanden. Bei den Anfällen handelte es sich zweimal um Jackson-Anfälle; dabei konnte die betroffene Seite nur einmal angegeben werden. In diesem Fall waren die Anfälle kontralateral zum Hämatom aufgetreten. Einmal handelte es sich um Streckkrämpfe ohne Seitenbetonung, einmal beobachteten wir ein Kojewnikow-Syndrom (kontralateral zum Hämatom) und dreimal war über den Anfallstyp nichts genaues zu erfahren.

An sonstigen neurologischen Ausfällen ist noch hervorzuheben eine frontal wirkende Astasie und Abasie, die wir in zwei Fällen beobachteten, eine grobe Fallneigung nach einer Seite (kontralateral zum Hämatom) bei einem Kranken und schließlich eine Déviation conjuguée bei einem weiteren Patienten. Keiner der 46 Patienten hatte einen völlig normalen neurologischen Befund aufzuweisen. Vergleicht man die neurologischen Befunde mit den bei akuten subduralen Hämatomen erhobenen, so läßt sich kein wesentlicher Unterschied feststellen, auch nicht, was die Häufigkeit der einzelnen Befunde betrifft.

Über Kopfschmerzen klagten 21 Kranke. Siebenmal bestand gleichzeitig Erbrechen und zweimal Brechreiz. Nackensteife ließ sich in drei Fällen dabei

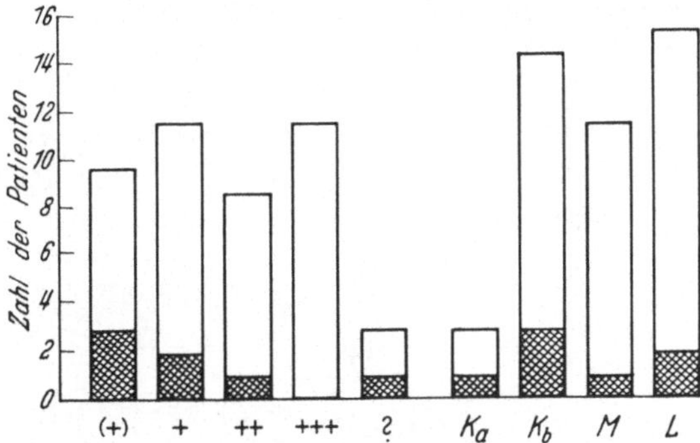

Abb. 14. Beziehungen zwischen Anfällen einerseits und Traumagrad und Intervall andererseits beim chronischen subduralen Hämatom. ( + ) Bagatelltrauma, + leichtes Trauma, + + mittleres Trauma, $L$ + + + schweres Trauma, $K_a$ Intervall 1—2 Tage, $K_b$ Intervall 3—14 Tage, $M$ Intervall 2—3 Wochen, $L$ Intervall mehr als 8 Wochen

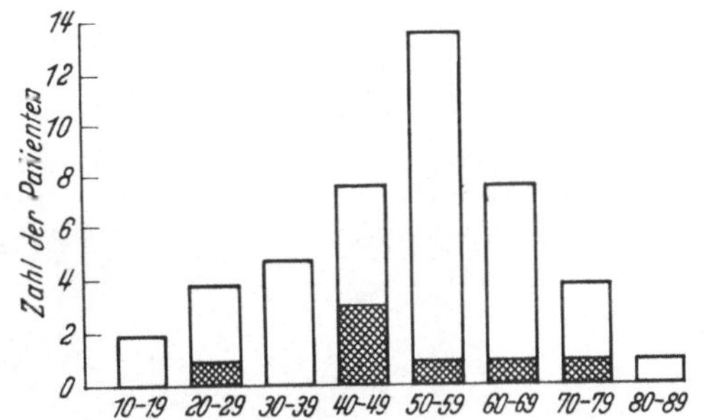

Abb. 15. Beziehungen zwischen Lebensalter und Anfällen beim chronischen subduralen Hämatom

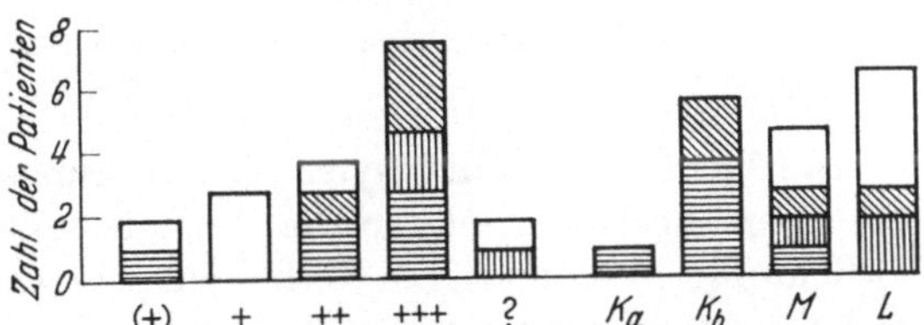

Abb. 16. Beziehungen zwischen Traumagrad und Intervall einerseits und Liquorveränderungen andererseits beim chronischen subduralen Hämatom. ( + ) Bagatelltrauma, + leichtes Trauma, + + mittleres Trauma, + + + schweres Trauma, $K_a$ Intervall 1—2 Tage, $K_b$ Intervall 3—14 Tage, $M$ Intervall 2—3 Wochen, $L$ Intervall mehr als 8 Wochen. Liquorveränderungen: ▤ blutig oder xanthochrom, ▥ Zell- oder Eiweißveränderungen, ▨ nur pathologische Mastixkurve, ▢ nicht krankhaft verändert

beobachten. Was die psychischen Störungen betrifft, so ist hervorzuheben, daß nur zwei Kranke während des ganzen Verlaufes niemals irgendwelche Auffälligkeiten erkennen ließen. Beide Patienten waren jünger als 20 Jahre. Zum Zeitpunkt der Aufnahme waren zehn Kranke frei von psychischen Veränderungen. Auch bei diesen handelte es sich überwiegend um jüngere Patienten. Entsprechend dieser Bevorzugung der jüngeren Lebensalter waren in dieser Gruppe auch längere Intervalle häufiger als kurze. Daß bei Patienten mit schwerem Trauma nie psychische Störungen fehlten, verdient hervorgehoben zu werden.

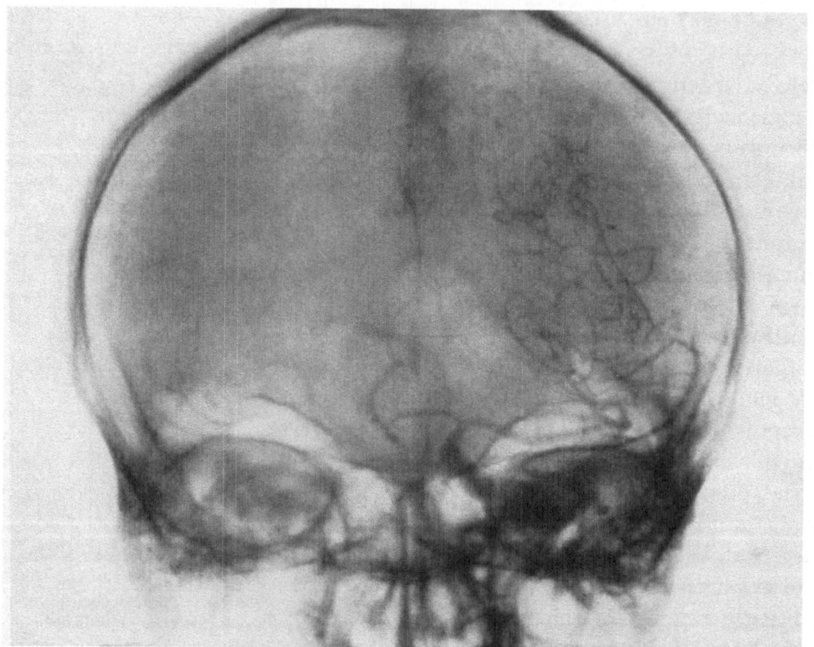

Abb. 17. Großes subdurales Hämatom mit geringer Seitenverschiebung der Arteria cerebri anterior
(Fall 46)

In 17 Fällen ließen die psychischen Störungen ein Schwanken in ihrer Intensität erkennen. Sechsmal setzten die Ausfälle schlagartig ein. Auf die prognostische Bedeutung eines derartigen Verhaltens sei nochmals hingewiesen. Viermal stellten sich psychische Störungen rasch oder plötzlich im Zusammenhang mit sekundären Belastungen ein. Bei den meisten Patienten bestanden die psychischen Ausfälle in einer Bewußtseinstrübung oder Schläfrigkeit, vier Kranke waren erregt, unruhig und verwirrt, ein Patient delirant und ein weiterer bot ein paranoid-delirantes Bild.

Der Liquor wurde 19mal untersucht und war sechsmal nicht krankhaft verändert. Sechsmal war der Liquor blutig oder xanthochrom und dreimal zeigte er eine Eiweiß- oder Zellvermehrung oder beides, viermal nur ein pathologisches Verhalten der Mastixkurve (Abb. 16), in der die Liquorveränderungen dem Traumagrad und der Intervallänge gegenübergestellt sind, zeigt, daß die Liquorveränderungen bei schweren Traumen häufiger sind und auch bei kurzem Intervall — also bei frühzeitiger Untersuchung — in größerer Zahl gefunden werden. Die

Liquorveränderungen dürften also weniger durch das subdurale Hämatom als durch das vorhergehende Trauma und die direkte Hirnschädigung bestimmt werden.

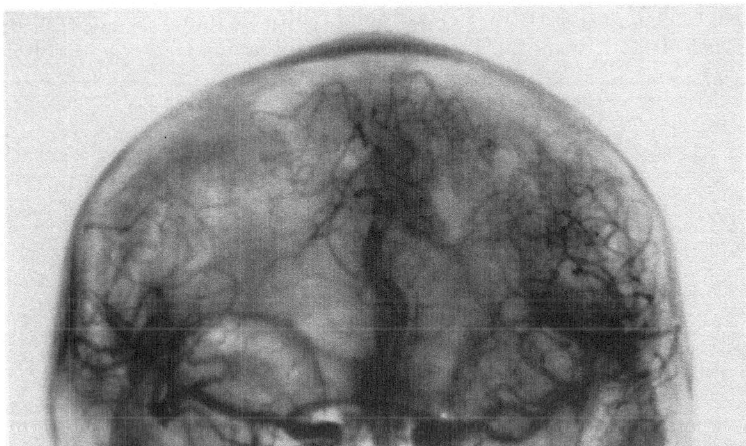

Abb. 18. Mittelständigkeit der Arteria cerebri anterior bei doppelseitigem Hämatom (Fall 50)

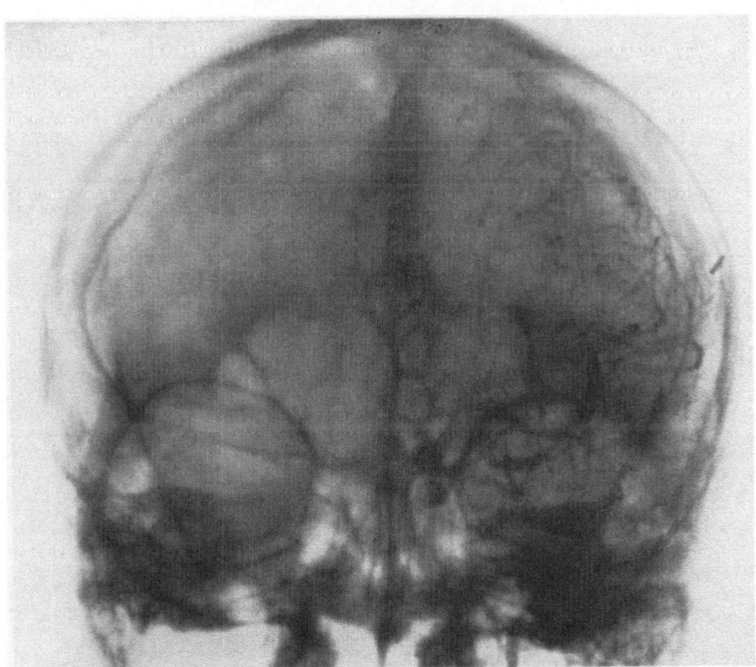

Abb. 19. „Sichelform" der Gefäßabdrängung bei einem 6 Monate alten Hämatom (Fall 43)

Bei einem Patienten, der 1950, als die technischen Voraussetzungen zur Durchführung einer Arteriographie an unserer Klinik noch nicht gegeben waren, zur Aufnahme kam, wurde lediglich eine Pneumencephalographie vorgenommen. In allen anderen Fällen erfolgte die Sicherung der Diagnose durch das Arteriogramm. Dabei konnte immer das Hämatom eindeutig zur Darstellung gebracht werden.

Weniger häufig als bei den Fällen mit akuten subduralen Hämatomen fand sich
eine im Verhältnis zur Hämatomgröße übermäßig starke Seitenverschiebung der
Arteria cerebri anterior. In sieben Fällen imponierte die Seitenverschiebung sogar
als ausgesprochen gering (Abb. 17), zweimal fehlte sie ganz, so daß zum Ausschluß
eines doppelseitigen Hämatoms eine Arteriographie der Gegenseite vorgenommen

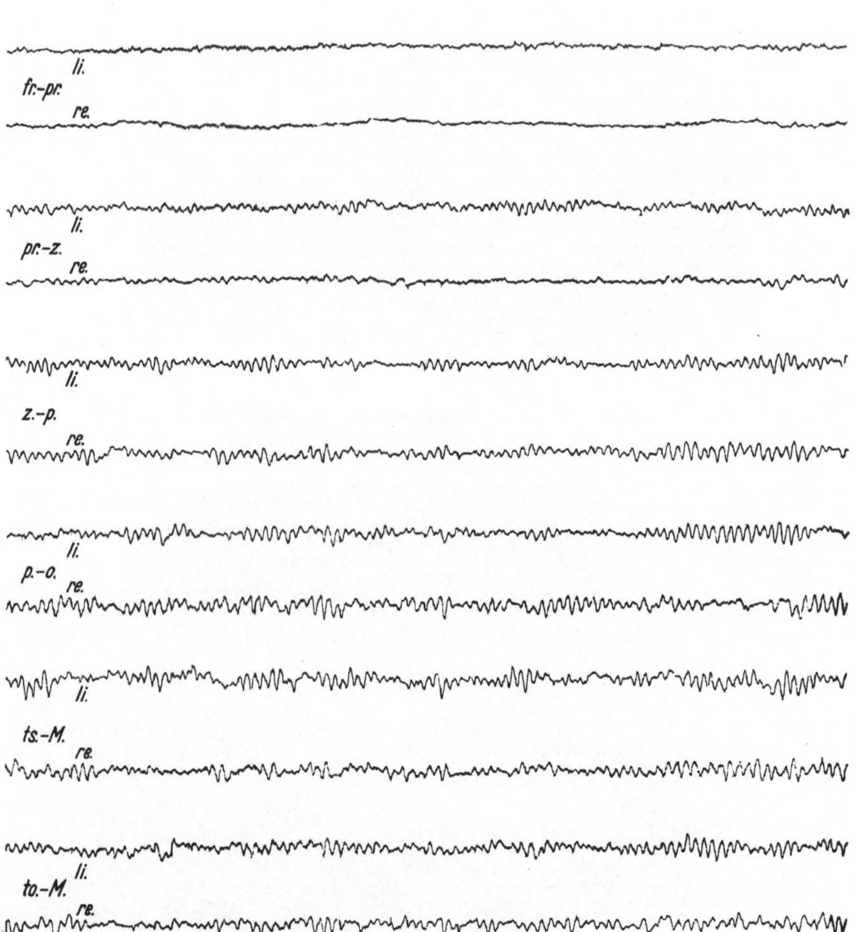


Abb. 20a. Subdurales Hämatom rechts (Fall 30). Bei bipolarem Angriff rechts fronto-zentral Abflachung des Grundrhythmus und einzelne niedrige langsame Wellen. Abkürzungen: *fr.* frontal, *pr.* präzentral, *z.* zentral, *p.* parietal, *o.* occipital, *ts.* Temporalspitze, *to.* temporo-occipital, *M.* Mittellinie, *V.* Vertex

werden mußte. Auch bei den drei Fällen mit doppelseitigem Hämatom ergab das
Fehlen der Anteriorverschiebung die Indikation zur Gefäßfüllung der Gegenseite
(Abb. 18). Einige Male wurde die Arteriographie zuerst auf der falschen Seite
vorgenommen. Immer ließ dann die Seitenverschiebung sofort die Seite des Hämatoms erkennen. In einem Fall konnte dabei auf eine zweite Arteriographie
verzichtet werden und sofort ein Probebohrloch über dem Ort des zu erwartenden
Hämatoms angelegt werden.

Der im Arteriogramm bei sagittalem Strahlengang erkennbare gefäßfreie Raum unter der Schädelkalotte war teils linsenförmig, teils sichelförmig, teils plankonvex. Dabei waren die von O. NORMAN (1956) und von G. FRIEDMANN, E. SCHMIDT-WITTKAMP u. W. WALTER (1959) beschriebenen Beziehungen zwischen dem Alter des Hämatoms und seiner Form gut erkennbar. Ein näheres Eingehen hierauf

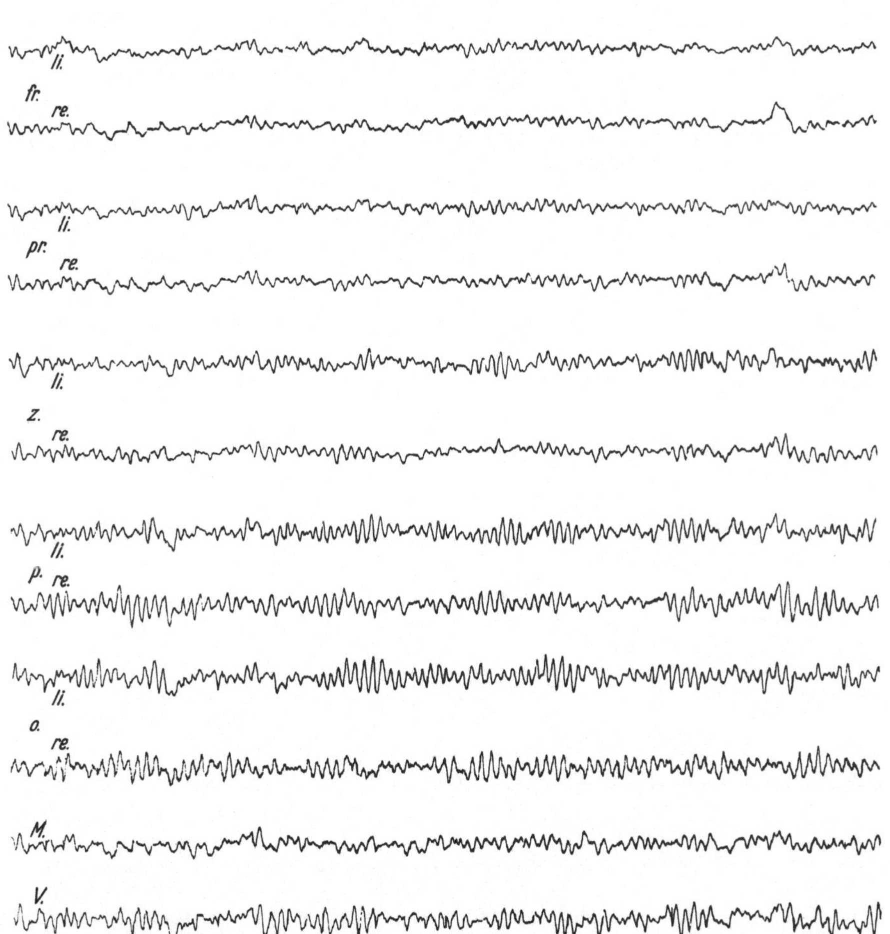

Abb. 20 b. Subdurales Hämatom rechts (Fall 30). Bei Differenzbildung gegen linkes Ohr wird der Grundrhythmus rechts fronto-parietal von $\delta$-$\vartheta$-Folgen überlagert, die fronto-dorsal bis zentral die langsamsten Frequenzen erreichen und mitunter synchron bis links frontal übergreifen. Abkürzungen s. Abb. 20 a

erübrigt sich, da sich die Ergebnisse der zuletzt genannten Autoren z. T. auch auf die von uns ausgewerteten Beobachtungen stützen. Lediglich verdient hervorgehoben zu werden, daß die erwähnten Beziehungen nicht ausnahmslos gelten. Wir konnten auch die Sichelform bei sehr alten (Abb. 19) und die Linsenform bei frischen Hämatomen (Abb. 2) beobachten.

Bei den Aufnahmen im seitlichen Strahlengang konnten bei unseren Patienten nie diagnostisch verwertbare Hinweise gewonnen werden.

Das Hirnstrombild wurde bei 29 Patienten abgeleitet. Es war nur einmal physiologisch. Die wichtigsten pathologischen Befunde seien kurz zusammengefaßt:

Wir fanden 20mal Frequenzminderungen des Grundrhythmus auf der Hämatomseite, viermal war der $\alpha$-Rhythmus homolateral weniger gut ausgeprägt und einmal fand sich eine $\alpha$-Aktivierung (DUENSING), ebenfalls homolateral.

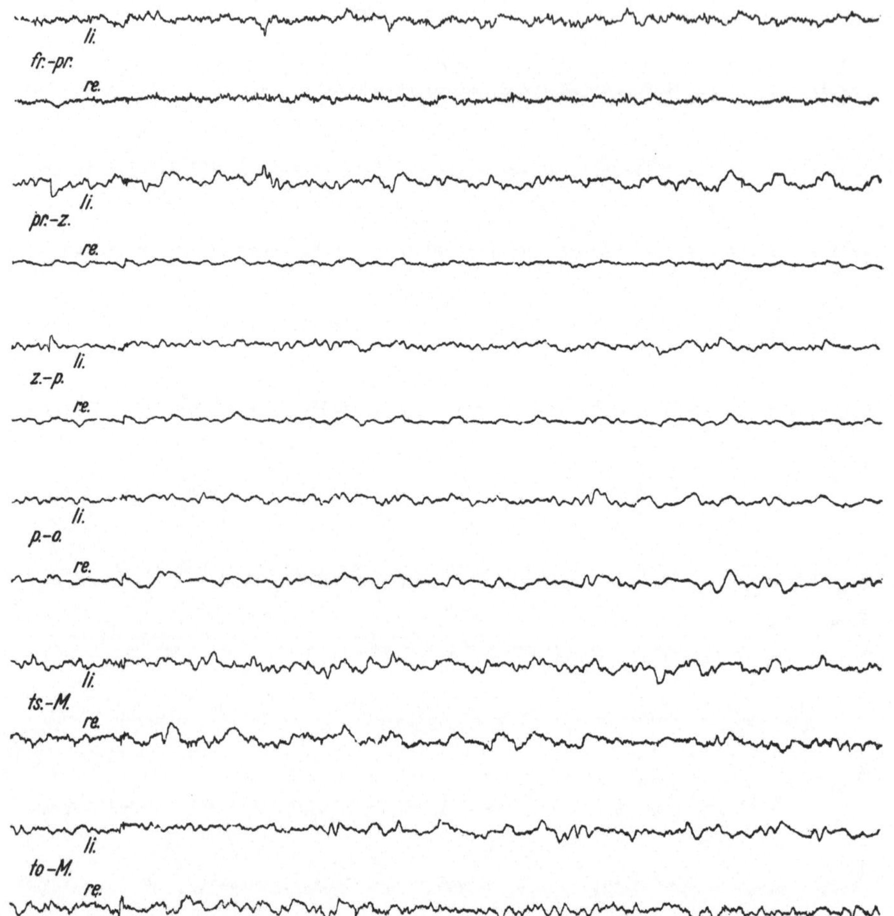


Abb. 21a. Subdurales Hämatom rechts (Fall 36). Bei bipolarem Abgriff rechtsseitige Minderung des Grundrhythmus und Abflachung der $\delta$-$\vartheta$-Aktivität fronto-parietal rechts. Links fronto-parietal Folgen rhythmischer $\delta$-Wellen. Abkürzungen s. Abb. 20a

$\delta$-Abläufe waren bei 28 Patienten zu beobachten. Sie waren 25mal homolateral betont. Einmal traten kontralateral häufiger rhythmische $\delta$-Abläufe auf. Die langsamsten Wellen entsprachen aber auch dabei dem Sitz des Hämatoms. In einem Falle ließen die $\delta$-$\vartheta$-Abläufe keine sichere Seitenbetonung erkennen, sie traten auch bei einem Patienten mit doppelseitigem Hämatom ohne erkennbare Seitendominanz auf. Ausgedehnte Amplitudenminderungen konnten wir elfmal homolateral beobachten, sechsmal waren sie nur in einem umschriebenen Bezirk ebenfalls homolateral zu erkennen. Einmal ließ sich eine leichte Amplitudenminderung kontralateral zum Hämatom nachweisen. Meist nur sporadisch eingestreute Krampfstromvarianten oder steile Wellen traten sechsmal homolateral und fünfmal kontralateral zum Hämatom auf. In einem Falle wurden kontralateral betonte Krampfspitzen produziert. Bei einem weiteren Patienten, bei dem seitengleich

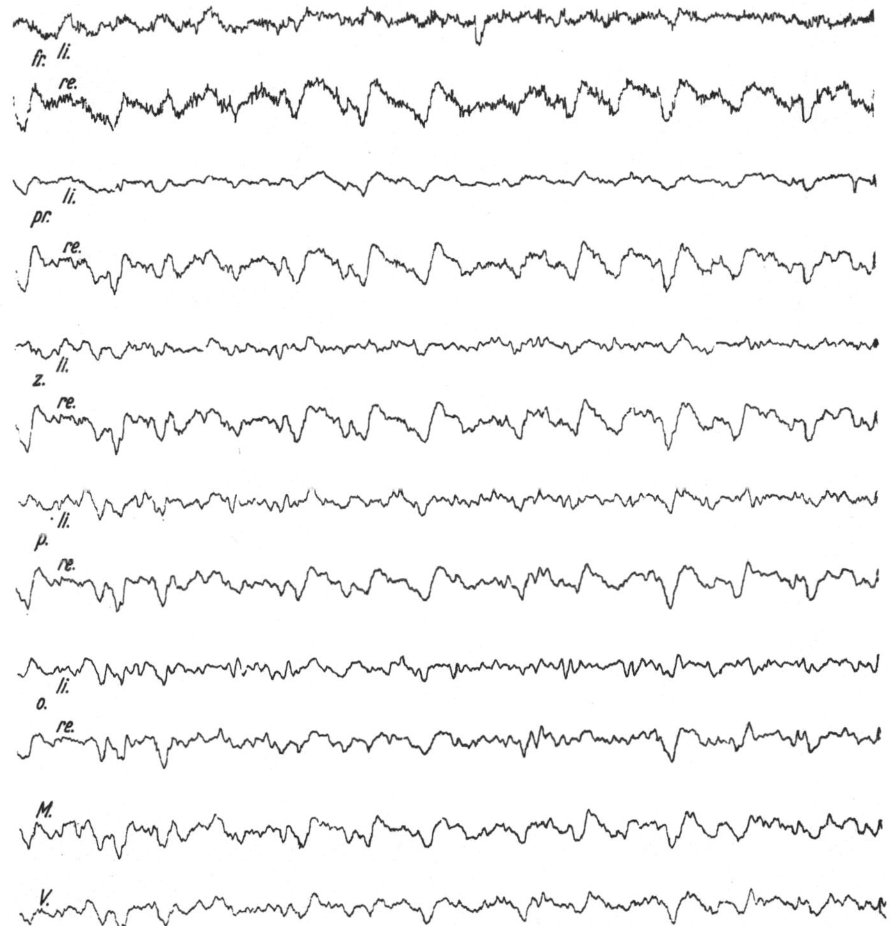

Abb. 21 b. Subdurales Hämatom rechts (Fall 36). Bei Differenzbildung gegen linkes Ohr rechtsseitige Minderung des Grundrhythmus und rhythmische, gleichförmige δ-Aktivität teils in Form von Krampfstromvarianten, die mit flacher Amplitude nach links fronto-präzentral reicht. Abkürzungen s. Abb. 20a

Spitzen-Wellen-Komplexe zu beobachten waren, sind diese sicher auf eine unabhängig von dem subduralem Hämatom bestehende genuine Epilepsie zu beziehen. Das subdurale Hämatom war hier Folge eines im Anfall erlittenen Schädeltraumas. Schließlich bot auch ein Kranker mit doppelseitigem Hämatom vereinzelt steile Wellen beiderseits. In Abb. 20—28 sind einige charakteristische Kurven wiedergegeben[1].

---

[1] Für die Auswahl und Auswertung der abgebildeten Kurven habe ich ebenso, wie für Hilfe bei der Abfassung der das EEG betreffenden Abschnitte Frau Dr. I. GERBERDING zu danken.

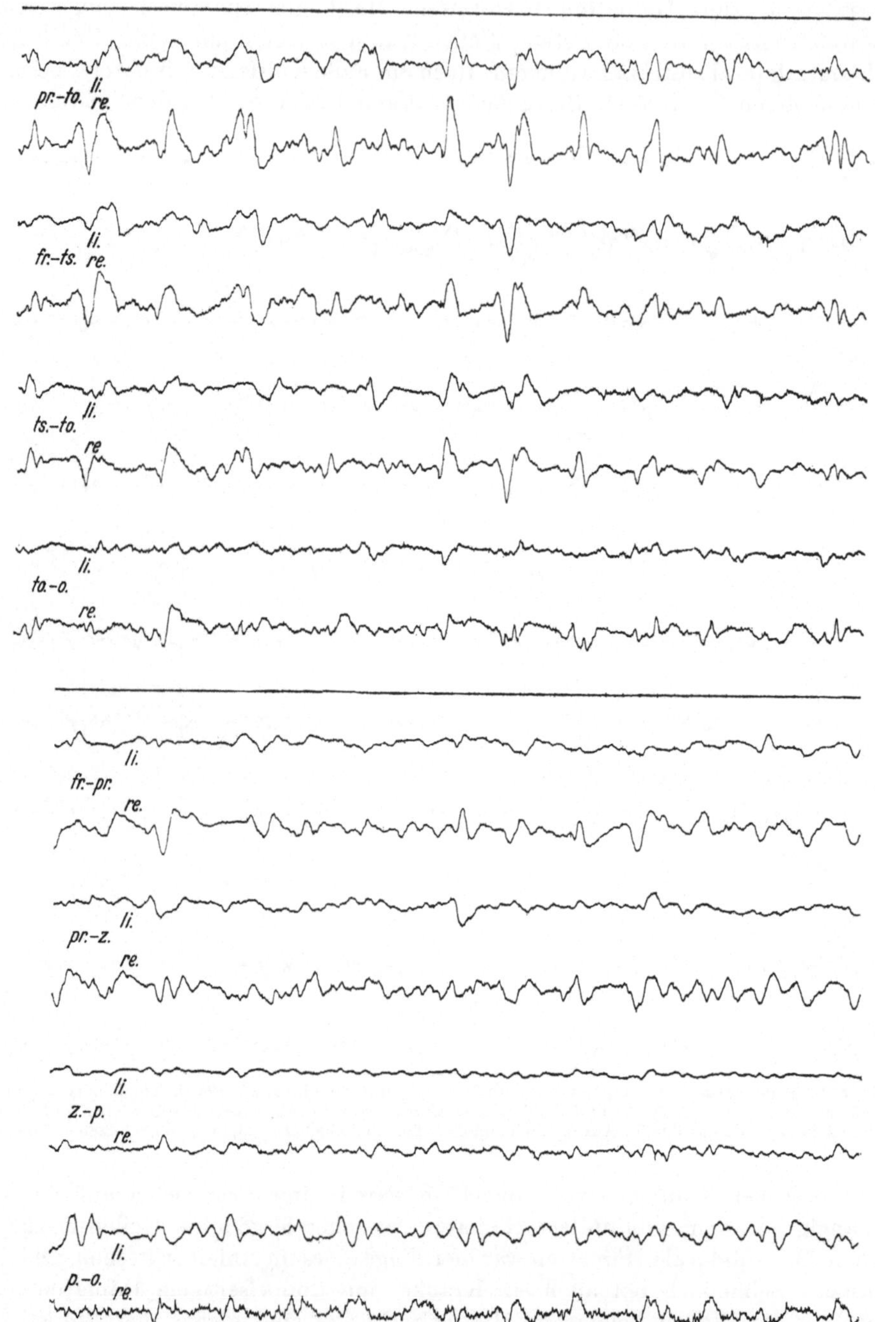



**Abb. 22a.** Subdurales Hämatom links (Fall 66). Bei bipolarem Abgriff Minderung des Grundrhythmus und Abflachung der Aktivität über der linken Hemisphäre, besonders parietal. Rechtsseitig betonte synchrone sowie unabhängige Krampfaktivität. Abkürzungen s. Abb. 20a

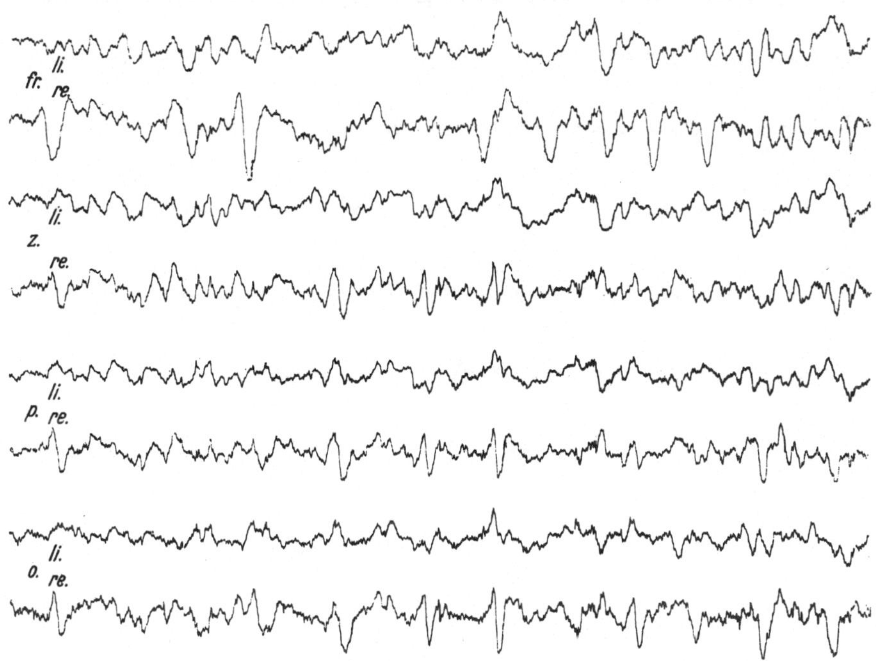

Abb. 22 b. Subdurales Hämatom links (Fall 66). Bei Differenzbildung gegen linkes Ohr wird linksseitig der geminderte Grundrhythmus von $\delta$-Abläufen überlagert, die centro-occipital bis 1/sec absinken und sich zeitweise nach rechts verlagern. Bifrontal auch annähernd symmetrische $\delta$-Abläufe. Rechts centro-occipital hochgespannte Krampfaktivität. Abkürzungen s. Abb. 20 a

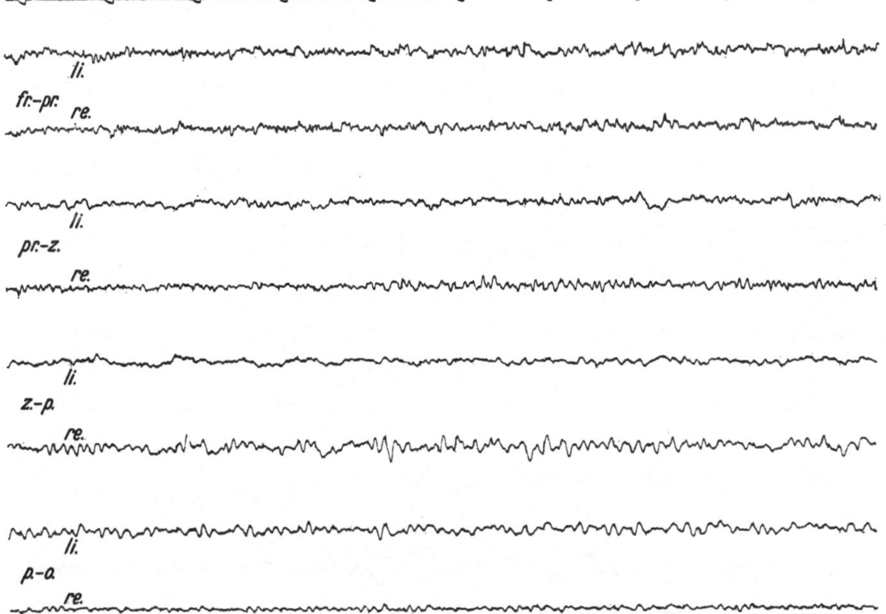

Abb. 23 a. Subdurales Hämatom links (Fall 23). Bei bipolarem Abgriff Abflachung und Auflagerung langsamer Schwankungen links parietal. Abkürzungen s. Abb. 20 a

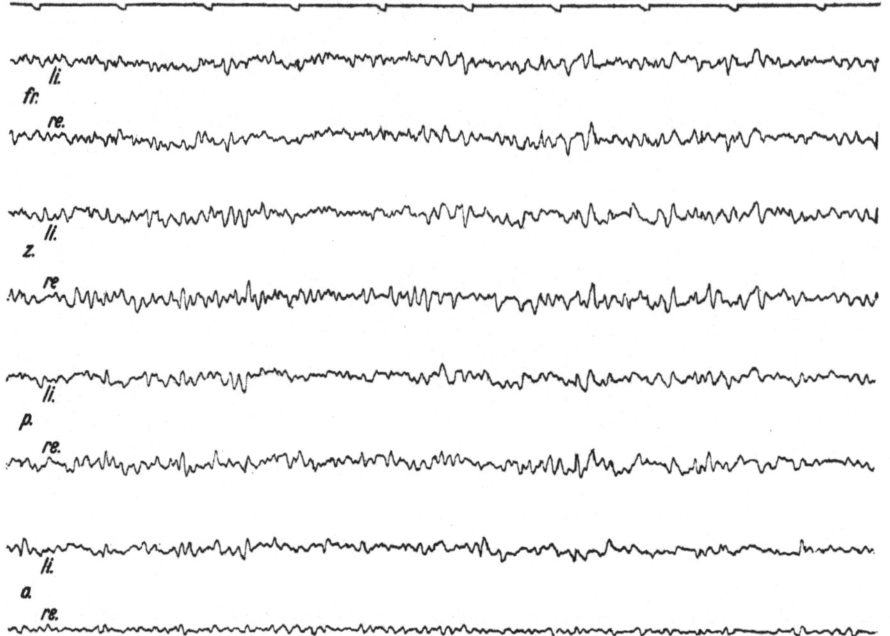

Abb. 23 b. Subdurales Hämatom links (Fall 23). Bei Differenzbildung gegen rechtes Ohr Reduktion sowie Abflachung des Grundrhythmus links. Auflagerung niedriger langsamer Abläufe im Bereich des linken Mittelhauptes. Abkürzungen s. Abb. 20 a

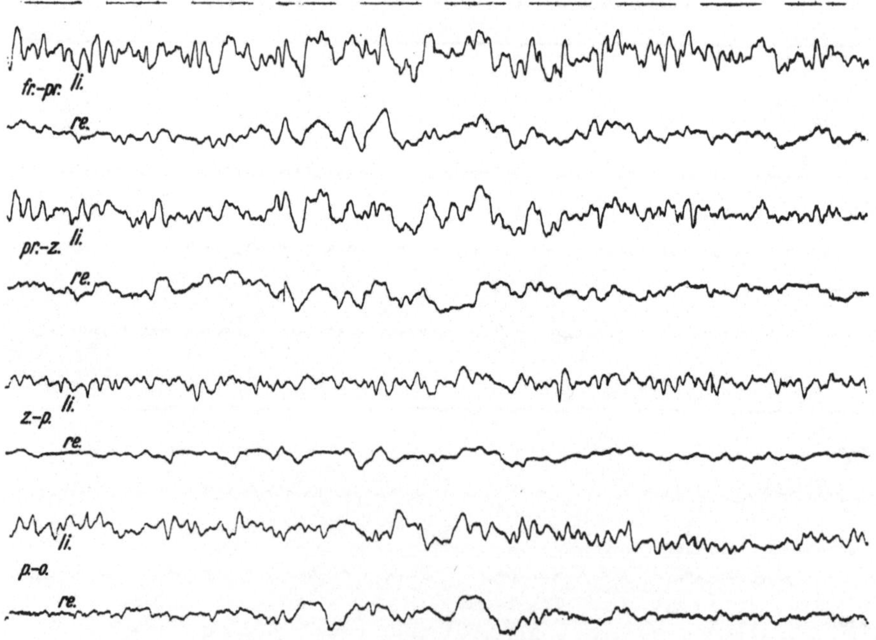

Abb. 24 a. Subdurales Hämatom rechts (Fall 54). Bei bipolarem Abgriff rechts Minderung des Grundrhythmus und Abflachung langsamer δ-Abläufe rechts temporal. Über dem linken Vorderhaupt Folgen rhythmischer δ-ϑ-Abläufe und eingestreute steile Wellen. Abkürzungen s. Abb. 20 a

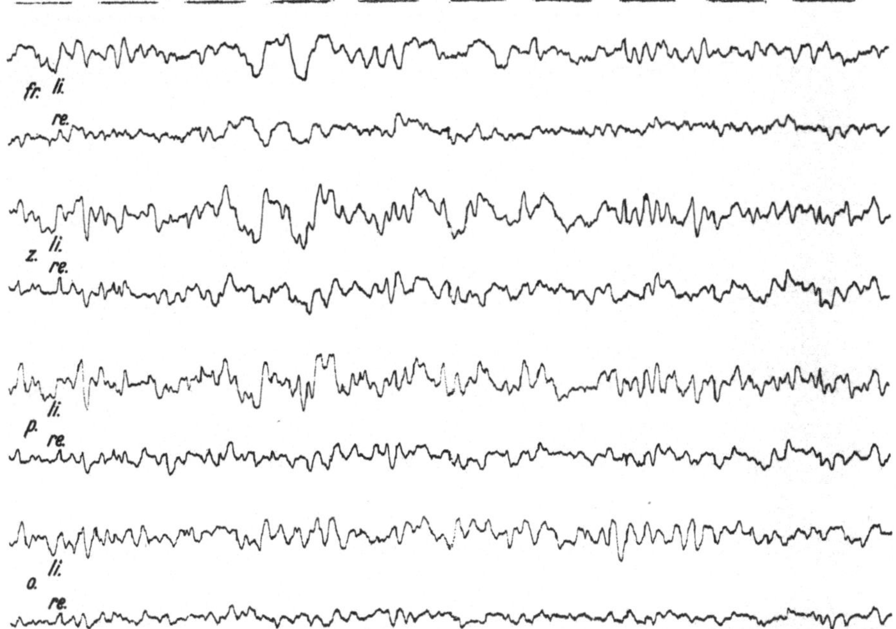


Abb. 24b. Subdurales Hämatom rechts (Fall 54). Bei Differenzbildung gegen rechtes Ohr wird der geminderte Grundrhythmus rechts centro-parietal von langsamen Wellen bis 1,3/sec überlagert. Links fronto-parietal Serien gleichförmiger δ-Wellen bis 1,5/sec und steile Abläufe. Abkürzungen s. Abb. 20a

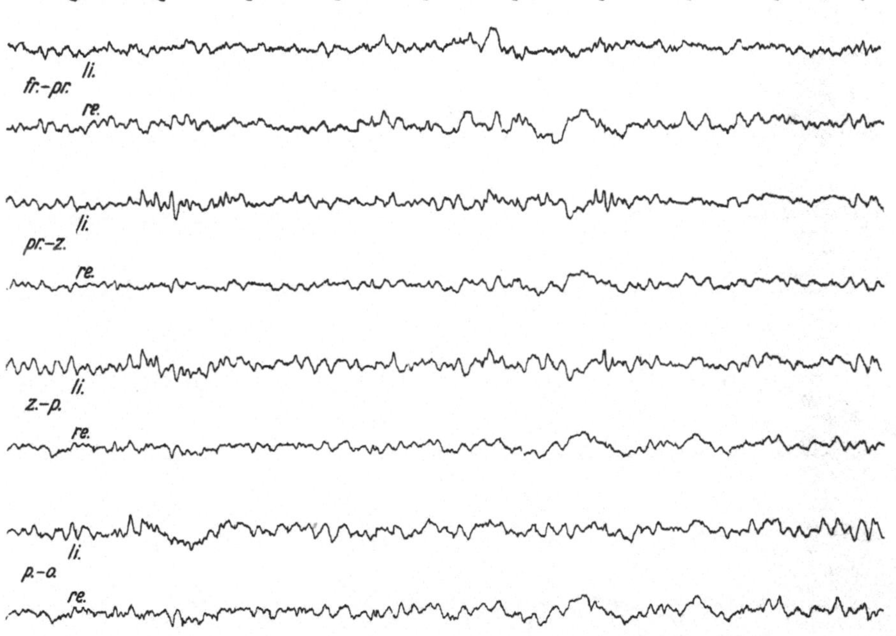


Abb. 25a. Subdurales Hämatom rechts (Fall 60). Bei bipolarem Abgriff rechts Minderung sowie Abflachung des Grundrhythmus, der intermittierend rechts fronto-parietal von δ-Abläufen bis 1/sec überlagert wird. Abkürzungen s. Abb. 20a

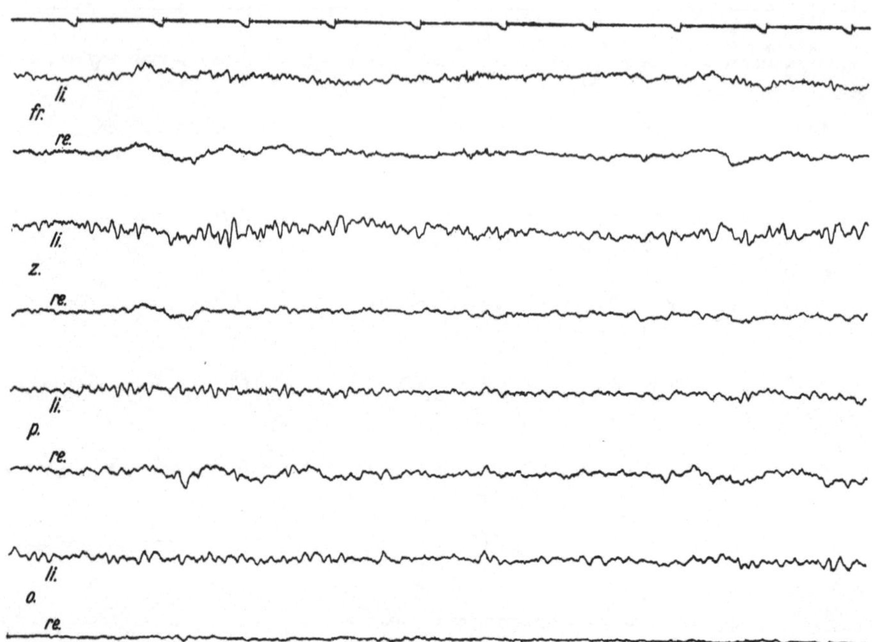

Abb. 25 b. Subdurales Hämatom rechts (Fall 60). Bei Differenzbildung gegen linkes Ohr wird rechts
der dort geminderte Grundrhythmus von δ-Wellen überlagert, die parieto-occipital bis 1/sec absinken.
Abkürzungen s. Abb. 20 a

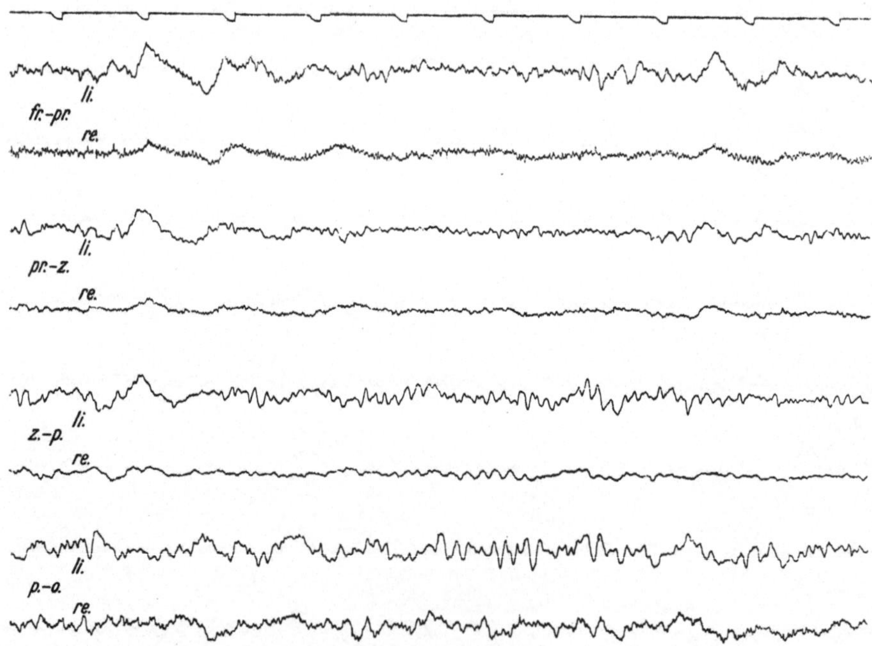

Abb. 26 a. Subdurales Hämatom rechts (Fall 61). Bei bipolarem Abgriff rechts Spannungsminderung und
Folgen synchroner flacher δ-Wellen, die sich teils gleichformig nach links fronto-parietal ausbreiten.
Abkürzungen s. Abb. 20 a

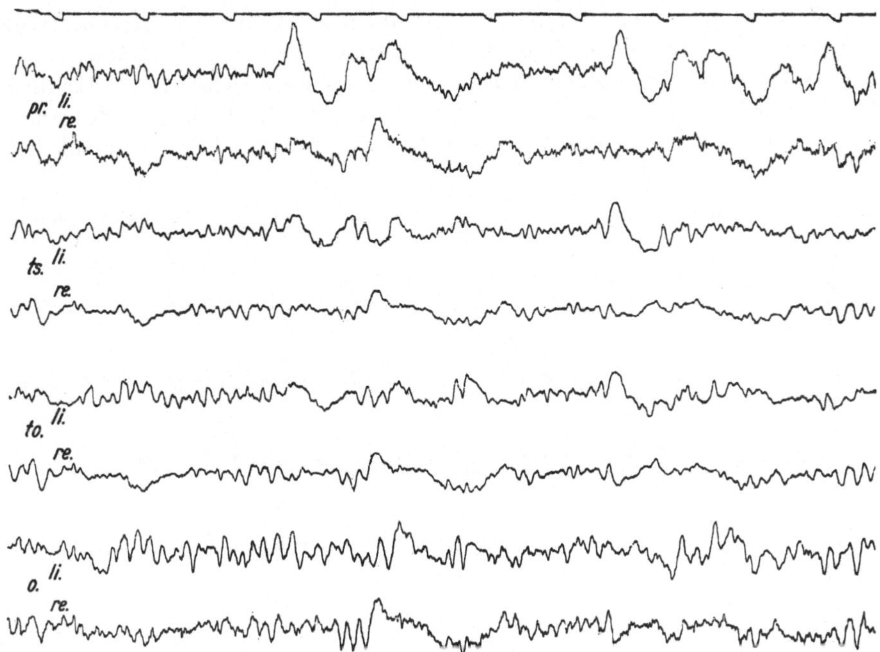

Abb. 26 b. Subdurales Hämatom rechts (Fall 61). Bei Differenzbildung gegen Vertex wird der geminderte Grundrhythmus rechts von flachen langsamen Abläufen synchron überlagert, die centroparietal Sub-$\delta$-Wellen bis 0,75/sec bilden und nach links frontal reichen. Links frontal bis parietal auch unabhängige gleichförmige $\delta$-Abläufe um 1,5—2/sec mit hoher Amplitude. Abkürzungen s. Abb. 20 a

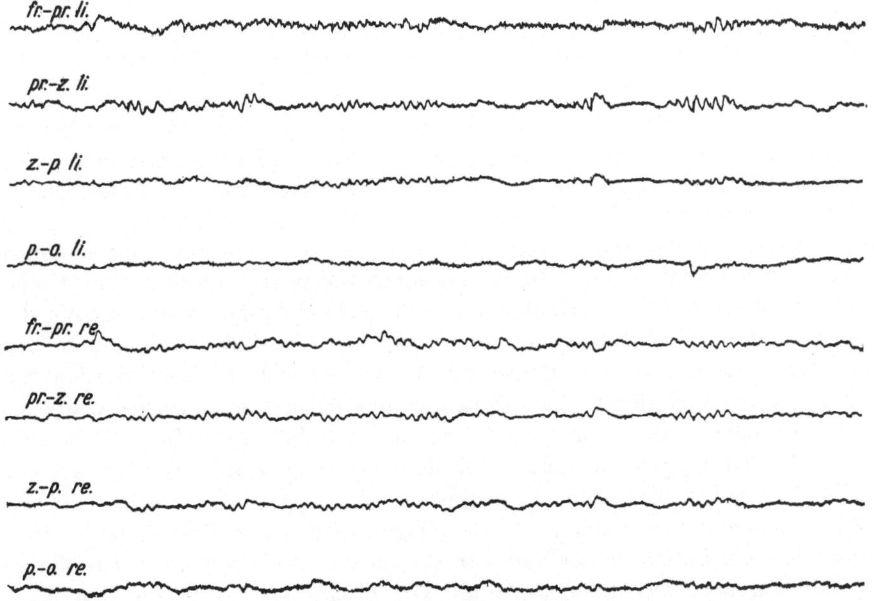

Abb. 27 a. Subdurales Hämatom rechts (Fall 48). Bei bipolarem Abgriff ist der $\alpha$-Rhythmus anteponiert und von flachen langsamen Schwankungen rechts betont überlagert. Abkürzungen s. Abb. 20 a

Zum Abschluß sei noch kurz die Prognose und das Ergebnis der katamnestischen Untersuchungen besprochen. Über die Letalität wurde bereits berichtet. Nur bei 4 der 40 Überlebenden konnte nichts über das weitere Schicksal in Erfahrung gebracht werden. 28 Patienten wurden nachuntersucht. Die längste Katamnese betrug 9 Jahre. Von 8 Patienten wurde uns auf Anfrage hin ein ausführlicher

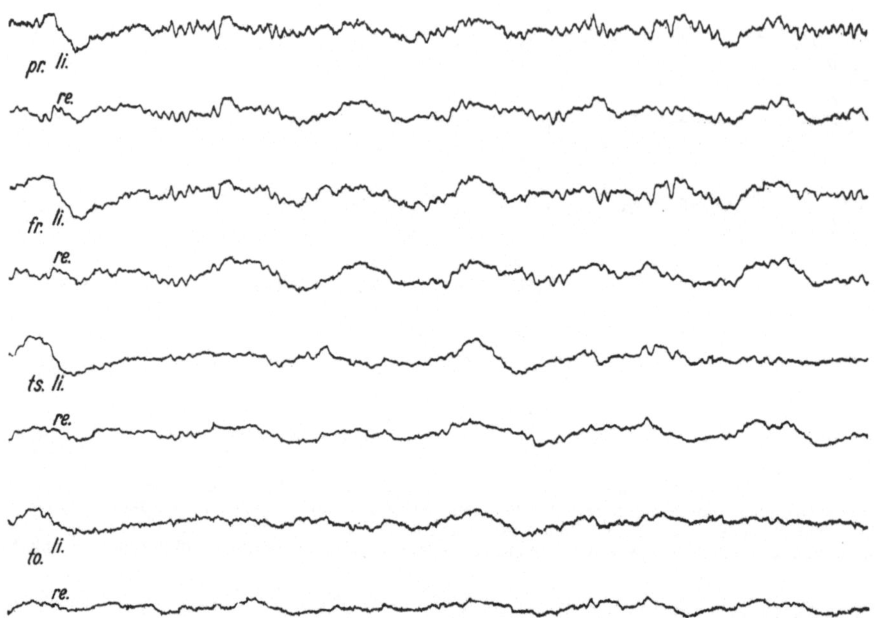


Abb. 27b. Subdurales Hämatom rechts (Fall 48). Bei Differenzbildung gegen Vertex sinken die über allen Hirnregionen aufgelagerten δ-Abläufe rechts temporal bis 0,55/sec ab. Abkürzungen s. Abb. 20a

Bericht gegeben und ein von uns übersandter Fragebogen ausgefüllt. Bei Besprechung der einzelnen Fälle wurde bereits mehrfach auf die katamnestischen Untersuchungen eingegangen. Für die nachstehende Zusammenstellung haben wir die Ergebnisse unterteilt in Defektzustände, Besserungen und Heilungen. Als Defektzustände haben wir die Fälle bezeichnet, bei denen noch ein krankhafter neurologischer oder psychiatrischer Befund zu erheben war oder die Angaben im Fragebogen vermuten ließen, daß noch objektiv nachweisbare Ausfälle vorlägen. Wurden von dem Kranken lediglich Beschwerden angegeben, ohne daß ein faßbarer Befund gegeben war, nahmen wir eine Besserung an. Nur wenn keine Beschwerden vorgetragen wurden und der Untersuchungsbefund normal war, wurde von einer Heilung gesprochen. Auch sehr geringfügige und zweifelhafte Befunde haben wir bei dieser Einteilung gewertet und die Fälle entsprechend unter die Defekte eingeordnet. Wir haben weiterhin, wenn Beschwerden angegeben wurden, nur eine Besserung angenommen, auch wenn die Klagen nicht ganz überzeugend waren, was vor allem bei Patienten der Fall war, die für den vorhergehenden Unfall eine Entschädigung bezogen oder erwarteten. Die Prognose wird also in den nachstehenden Tabellen eher zu schlecht anmuten. Erwähnt sei noch, daß die bei den katamnestischen Untersuchungen erhobenen EEG-Befunde im allgemeinen nicht berücksichtigt wurden. Sehr oft fanden wir bei sonst normalen Untersuchungsbefunden EEG-Veränderungen vor allem im Bereich der Trepanationsnarben.

Die Ergebnisse der katamnestischen Untersuchungen sind in Abb. 29—31 zusammengefaßt und jeweils dem Alter, dem Intervall und dem Traumagrad gegenübergestellt. Zwölfmal ließen sich noch Defektsymptome nachweisen. Irgend-

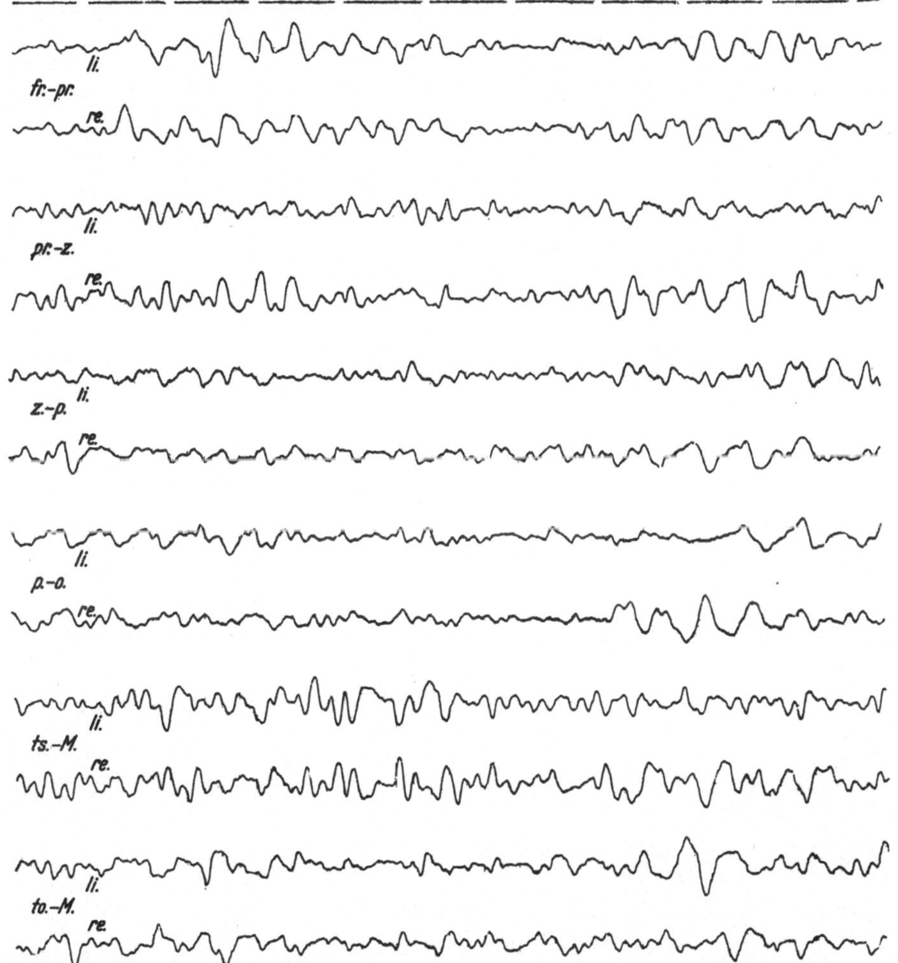


Abb. 28a. Subdurales Hämatom rechts (Fall 29). Bei bipolarem Abgriff weist die rhythmische δ-Aktivität ein Maximum rechts parietal auf und bildet dort Phasenumkehr. Links occipital leichte Spannungsminderung. Abkürzungen s. Abb. 20a

welche Beziehungen zu dem Verhalten während der akuten Erkrankung waren dabei nicht zu erkennen, so daß sich keine prognostisch verwertbaren Anhaltspunkte ergeben. Bei Jugendlichen waren Defektsymptome nur nach schweren Traumen vorhanden.

Bei 14 Patienten war eine Besserung zu verzeichnen. Daß diese Gruppe sehr durch Rentenwünsche mancher Patienten beeinflußt ist, wurde bereits hervorgehoben. Beziehungen zu Alter, Intervall und Traumagrad lassen sich hier ebenso wenig erkennen wie bei den zehn als geheilt bezeichneten Patienten. Bei dieser letzten Gruppe muß hervorgehoben werden, daß unter den geheilten Fällen auch solche waren, bei denen deutliche Ausfälle während des akuten Krankheitsbildes bestanden hatten. Vier hatten sichere, zwei fragliche Paresen, drei Reflexstörungen, außerdem zwei eine Stauungspapille, zwei eine Papillenunschärfe.

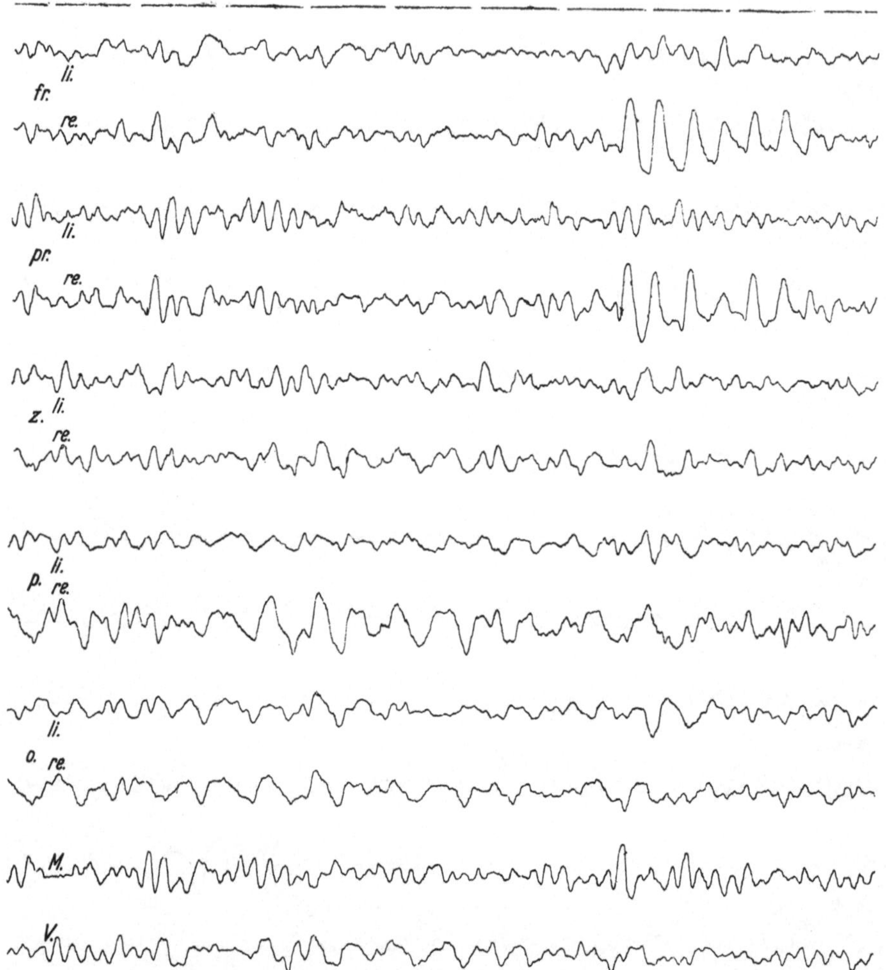

Abb. 28b. Subdurales Hämatom rechts (Fall 29). Bei Differenzbildung gegen linkes Ohr wird der Grundrhythmus von Serien gleichförmiger δ-Abläufe bis 1,5/sec mit Maximum rechts parietal und von Ausbrüchen rhythmischer schnellerer δ-Wellen um 3/sec rechts fronto-präzentral verdrängt. Abkürzungen s. Abb. 20a

Eine prognostische Bedeutung kommt also den während des akuten Stadiums vorhandenen Ausfällen nicht unbedingt zu. Lediglich die einseitige maximale Pupillenerweiterung und das plötzliche Einsetzen der Bewußtseinstrübung scheint — wie bereits hervorgehoben — ein prognostisch ungünstiges Zeichen zu sein.

Aus Abb. 32 und 33 läßt sich ersehen, daß als Folge subduraler Hämatome nur selten eine wesentliche Beeinträchtigung der Arbeitsfähigkeit eintritt und daß keine eindeutige Abhängigkeit der Arbeitsfähigkeit von Traumagrad, Intervall und Lebensalter z. Z. der Erkrankung besteht.

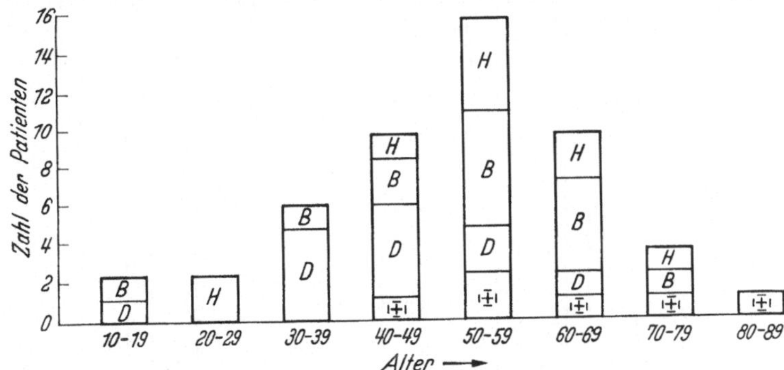

Abb. 29. Lebensalter und Katamnese. *D* Defektzustand, *B* Besserung, *H* Heilung

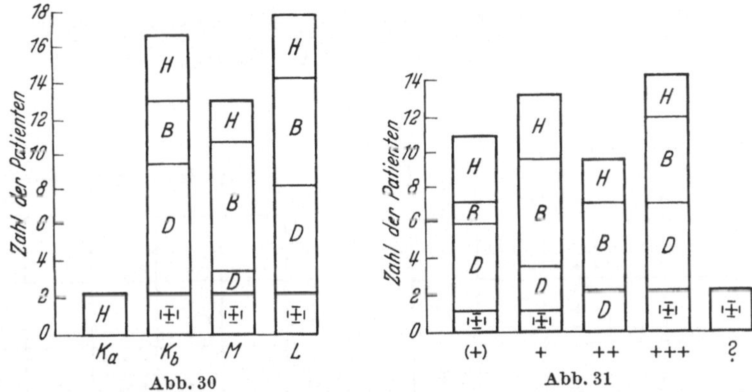

Abb. 30

Abb. 31

Abb. 30. Intervall und Katamnese. *D* Defektzustand, *B* Besserung, *H* Heilung, $K_a$ Intervall 1—2 Tage, $K_b$ Intervall 3—14 Tage, *M* Intervall 2—3 Wochen, *L* Intervall mehr als 8 Wochen

Abb. 31. Traumagrad und Katamnese. *D* Defektzustand, *B* Besserung, *H* Heilung, ( +) Bagatelltrauma, + leichtes Trauma, + + mittleres Trauma, + + + schweres Trauma

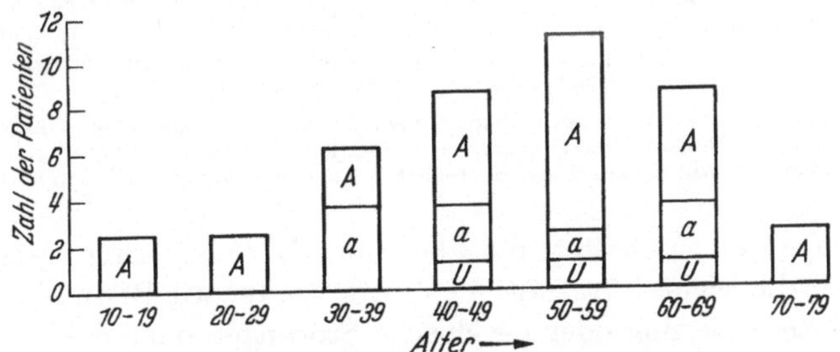

Abb. 32. Lebensalter und Arbeitsfähigkeit nach chronischem subduralen Hämatom. *A* voll arbeitsfähig, *a* beschränkt arbeitsfähig, *U* arbeitsunfähig

Zum Schluß soll noch der Versuch unternommen werden, die psychischen Störungen in Korrelation zu setzen zu den katamnestischen Ergebnissen. Hierbei sind von vornherein einige Einschränkungen zu machen und Bedenken vorzubringen. Eine gradmäßige Einteilung psychischer Störungen, wie sie für die

Gegenüberstellung erforderlich ist, läßt sich sehr schwer durchführen, da es in der
Natur psychischer Ausfälle liegt, daß sie nicht meßbar und quantitativ abschätzbar
sind. Mit ausreichender Sicherheit kann nur die völlige Bewußtseinsklarheit und
der völlige Bewußtseinsverlust konstatiert werden. Von uns werden die beiden
Kategorien mit 0 und —+++— bezeichnet. Dazwischen haben wir noch weitere

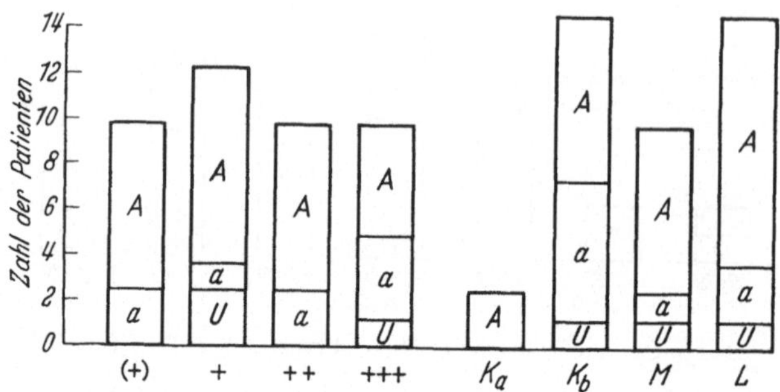

Abb. 33. Traumagrad und Intervall und Arbeitsfähigkeit nach chronischem subduralen Hämatom.
( +) Bagatelltrauma, + leichtes Trauma, + + mittleres Trauma, + + + schweres Trauma, *A* voll
arbeitsfähig, *a* beschränkt arbeitsfähig, *U* arbeitsunfähig

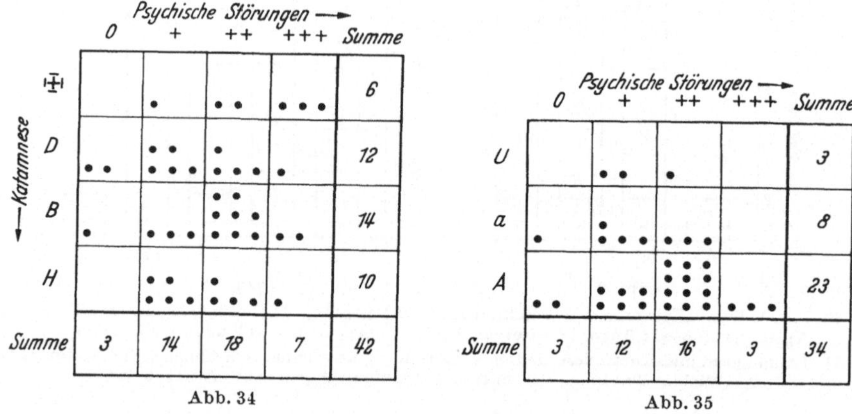

Abb. 34                                    Abb. 35

Abb. 34. Psychische Störungen und Katamnese beim chronischen subduralen Hämatom. 0 Bewußtseinsklarheit, + leichte Bewußtseinstrübung, + + mittlere Bewußtseinstrübung, + + + Bewußtlosigkeit, *D* Defektzustand, *B* Besserung, *H* Heilung

Abb. 35. Psychische Störungen und Arbeitsfähigkeit nach chronischem subduralen Hämatom. 0 Bewußtseinsklarheit, + leichte Bewußtseinstrübung, + + mittlere Bewußtseinstrübung, + + + Bewußtlosigkeit, *A* voll arbeitsfähig, *a* beschränkt arbeitsfähig, *U* arbeitsunfähig

zwei Abstufungen eingeschaltet, die aber nur als Annäherungswerte angesehen
werden dürfen: die leichten Aufsälle —+—, worunter wir Bewußtseinstrübungen
bei erhaltener Orientierung oder psychische Störungen ohne eindeutige Bewußtseinstrübungen verstehen möchten und die mittelgradigen Ausfälle —++—, unter
die alle anderen einzuordnen wären. Gerade die psychischen Störungen lassen, wie
bereits mehrfach hervorgehoben, während des Verlaufes starke Unterschiede in der
Ausprägung erkennen. Für die prognostische Beurteilung scheint uns der „End-
zustand", also der psychische Befund, kurz vor der Operation am wichtigsten zu
sein. Wir haben deswegen diesen Zeitpunkt bei der gradmäßigen Einteilung der
psychischen Störungen zugrunde gelegt. Die Abb. 34 und 35 zeigen, daß nur

recht lose Beziehungen zwischen dem Grad der psychischen Störung und den Heilungsaussichten bestehen. Vielleicht sind Heilungen bei nur leichten psychischen Störungen häufiger; von den Kranken, die gar keine psychischen Störungen zeigten, wurde aber eigenartiger Weise keiner völlig geheilt. Todesfälle traten hingegen eindeutig am häufigsten bei solchen Fällen auf, die vor der Operation bewußtlos waren. Darüber hinaus scheint es uns aber nicht gerechtfertigt, aus dem psychischen Zustand irgendwelche Schlüsse auf die Prognose ableiten zu wollen.

## II. Durablutungen, bei denen die Zuordnung zum traumatischen subduralen Hämatom oder zur Pachymeningitis haemorrhagica interna nicht sicher getroffen werden kann

Im Folgenden ist eine Gruppe von Patienten zu besprechen, bei denen die klinischen Erscheinungen der Durablutung wie auch bei den bisher mitgeteilten Fällen im Anschluß an ein Schädeltrauma auftrat, wobei jedoch die Entstehung der Blutung auf dem Boden einer Pachymeningitis haemorrhagica interna auch als durchaus möglich bezeichnet werden muß. Als wesentlicher Unterschied gegenüber den vorher mitgeteilten Krankheitsbildern ist hervorzuheben, daß alle Kranken auch noch längere Zeit nach der Operation über Beschwerden klagten, die sehr wohl auch als Ausdruck einer Pachymeningitis haemorrhagica interna angesprochen werden können und die durch das vorausgehende meist sehr leichte Trauma nur sehr schwer zu erklären sind. Vielfach war auch zu erfahren, daß die Patienten bereits vor der Kopfverletzung an Beschwerden gelitten hatten, die durchaus einer Pachymeningitis haemorrhagica interna zugesprochen werden können. Da eine eindeutige diagnostische Zuordnung aus den erwähnten Gesichtspunkten heraus nicht durchführbar ist, sind diese zehn Fälle bei Besprechung der Symptomatologie der traumatischen subduralen Hämatome und auch der Pachymeningitis haemorrhagica interna nicht berücksichtigt.

Bei einem Teil der in Tabelle 13 aufgeführten sieben Fälle bleibt die Frage offen, ob überhaupt ein Trauma im eigentlichen Sinne vorgelegen hat. Alle Patienten klagten auch nach der Operation über heftige Beschwerden.

**Fall 67:** Bau., Peter, 60 Jahre alt, Aufnahme: 31. 12. 1958, Aufn.-Nr. 2840/58.

Am 25. 8. 1958 auf der Treppe ausgerutscht und mit der rechten Brustkorbseite aufgeschlagen. Über eine gleichzeitige Kopfverletzung ist nichts bekannt. Während der wegen Rippenfrakturen erforderlichen Krankenhausbehandlung keine wesentlichen Beschwerden. Im November 1958 Arbeit wieder aufgenommen und weiterhin beschwerfrei. Etwa 4 Wochen später jedoch Gangabweichung nach rechts bemerkt und Kopfschmerzen. Anfang Dezember für 2—3 Tage bewußtlos, danach nicht richtig gehen können. Mitte Dezember erneut Krankenhausaufnahme wegen Bewußtseinsstörung. Wegen Verdacht auf raumfordernden intrakraniellen Prozeß in die Universitäts-Nervenklinik verlegt. Hier bei der Aufnahme bewußtseinsklar, aber schwerbesinnlich und verlangsamt. Träge und wenig ausgiebige Pupillenreaktion beiderseits. Stauungspapille mit kleinen Blutungen beiderseits. Frontal wirkende Astasie und Abasie. Sonst kein krankhafter neurologischer Befund. Im EEG unregelmäßiger Basisrhythmus, der links wiederholt von $\vartheta$-Wellen durchsetzt ist. Rechts weniger häufig Zwischenwellen. Bei linksseitiger Angiographie Nachweis eines großen subduralen Hämatoms. Operation am 6. 1. 1959. Danach noch lange desorientiert. Am 26. 1. wieder bewußtseinsklar. Dann auch

Tabelle 13. *Durablutungen, bei denen die Zuordnung zum traumatischen subduralen Hämatom oder zur Pachymeningitis haemorrhagica interna nicht sicher getroffen werden kann*

| Nr. | Name | Alter | Geschl. | Trauma | Intervall | Seite | Psychische Störungen | Herdzeichen | Fundus | Pupillen | Verlauf, morphologische Befunde |
|---|---|---|---|---|---|---|---|---|---|---|---|
| 67 | Bau. | 60 | m. | (+) ? | 3 Mo. | li. | Wechselnd starke Bewußtseinstrübung | Astasie u. Abasie | St.-P. bds. | Träge Reakt. bds. | Nach Op. nur unvollkommene Besserung |
| 68 | Sah. | 43 | m. | (+) 2mal | 2 Wo. 6 Wo. ? | li. | Bewußtlosigkeit | Tetraspastik | o. B. | Reakt. bds. ∅ Mydrias. li. | Nach Op. nur unvollkommene Besserung, nach 2½ Jahren noch organ. Wesensänderung |
| 69 | Rie. | 59 | m. | (+) | 14 Ta. | re. | Bewußtseinstrübung | Keine sicheren Ausfälle | Papillenunschärfe re. | o. B. | Nach Op. nur unvollkommene Besserung, nach 1 Jahr noch organische Wesensänderung |
| 70 | Vol. | 59 | m. | (+) | 3 Wo. | li. | Wechselnd starke Bewußtseinstrübung | Hemiparese re. | Papillenunschärfe li. | o. B. | Nach Op. Besserung, nach 1½ Jahren fragl. organ. Wesensänderung (Rentenwunsch) |
| 71 | Mül. | 56 | m. | (+) | 2½ Wo. | li. | Bewußtseinstrübung, Schläfrigkeit | Mimische Facialisschwäche re. | o. B. | o. B. | Keine Op. (sehr kleines Hämatom) nach 3½ Jahren noch uncharakterist. Beschwerden |
| 72 | Rei. | 50 | m. | ? | ? | re. | Bewußtseinstrübung | Sehnenreflexe li. > re. | St.-P. re. | o. B. | Nach Op. Besserung, nach 2 Jahren noch Kopfschmerzen |
| 73 | Vad. | 62 | m. | (+) | 2 Ta. | bds. | Somnolenz | Babinski re. + | o. B. | Wenig ausgieb. Lichtreaktion | Nach Op. langsame Besserung, nach ½ Jahr zu Hause †, keine Obdukt. |

Rückbildung der Gangstörung. Bei einer Nachuntersuchung im September 1959 Klagen über Schwindelgefühl, Gangunsicherheit und Nachlassen des Gedächtnisses. Leichte Parese im rechten Arm, Hemihypaesthesie rechts, Babinski beiderseits positiv. Kein krankhafter psychischer Befund.

Hier betraf die Verletzung wahrscheinlich gar nicht den Kopf. In erster Linie ist also an eine spontan entstandene Durablutung zu denken. Hierfür spricht auch die schlechte Rückbildung des Hämatoms nach der Operation.

**Fall 72:** Rei., Hans, 50 Jahre alt, Aufnahme: 4. 9. 1957, Aufn.-Nr. 2173/57.
Anfang Juli 1957 bei einem Handstand im Freibad plötzlich heftige Kopfschmerzen, die in den nächsten 14 Tagen zunahmen. Dann auch Übelkeit und Schwindel. Am 1. 8. bei einem Schwindelanfall mit dem Hinterkopf auf eine Tischkante aufgeschlagen. Nicht bewußtlos. Danach zunehmende Teilnahmslosigkeit. Seit einigen Tagen benommen, nachts Einnässen. Bei der Aufnahme in die Universitäts-Nervenklinik bewußtseinsgetrübt, nicht explorierbar. Klagen über rechtsseitige Kopfschmerzen. Stauungspapille rechts, keine faßbaren Paresen, Sehnenreflexe links lebhafter. EEG asymmetrisch mit schwerer Dysrhythmie rechts, $\delta$-Abläufe mit Maximum über dem Vorderhaupt. Fortgeleitete schwere Veränderungen auch über dem linken Vorderhaupt. Bei rechtsseitiger Angiographie Darstellung eines großen subduralen Hämatoms. Nach der Operation zunächst Besserung, später erneut wieder zunehmende Bewußtseinseintrübung. Nachpunktion des Hämatoms erforderlich. Bei einer Nachuntersuchung im September 1959 Klagen über Kopfschmerzen, Sehstörungen und vorzeitige Ermüdbarkeit. Gibt jetzt an, daß der Erkrankung ein Schädeltrauma im Januar oder Februar 1957 vorausgegangen sei, bei dem er nicht bewußtlos gewesen sei. Nach diesem Schädeltrauma zunächst keine Beschwerden. Kopfschmerzen erstmalig im Juli unmittelbar bei dem schon erwähnten Handstand im Freibad aufgetreten.

Gerade bei diesem Patienten ist die Möglichkeit der Pachymeningitis haemorrhagica sehr ernsthaft zu erörtern. Der zeitliche Abstand zu dem nachträglich angegebenen leichten Kopftrauma ist so groß, daß es schwer fällt, einen Zusammenhang anzunehmen. Die brüske Kopfbewegung beim Handstand erscheint auch nicht als adäquate Ursache für eine Blutung bei gesunder Dura.

**Fall 73:** Vad., Hugo, 62 Jahre alt, Aufnahme: 10. 2. 1956, Aufn.-Nr. 413/56.
Am 17. oder 19. 1. 1956 von einem Schwein zu Boden geworfen. Dabei wahrscheinlich Kopfverletzung, jedoch keine Bewußtlosigkeit. Konnte über den Unfall berichten. Fühlte sich anschließend etwas matt. Zwei Tage nach dem Unfall nachts unruhig, klagte über Benommenheit und Kopfschmerzen, dann zunehmend dösig und zeitweise verwirrt. Linke Körperseite weniger bewegt. Bei der Aufnahme in die Universitäts-Nervenklinik somnolent, apathisch, schläft — sich selbst überlassen — sofort ein. Wenig ausgiebige Lichtreaktion der Pupillen, Eigenreflexe beiderseits sehr lebhaft, Babinski rechts fraglich. Bei rechtsseitiger Angiographie Darstellung eines großen subduralen Hämatoms ohne Seitenverdrängung. Bei linksseitiger Angiographie auch links großes subdurales Hämatom nachgewiesen. Nach der Operation wieder zeitweise verwirrt und unruhig. Mehrfach Nachpunktionen erforderlich, nur sehr langsames Wiederanlegen der Gefäße an die Schädelkalotte. Am 18. 3. auf ausdrücklichen Wunsch der Angehörigen vorzeitig entlassen. Am 30. 8. 1956 zu Hause gestorben, keine Angabe über die Todesursache.

Bei diesem Kranken muß man ein Schädeltrauma unterstellen. Nach der Operation besserte sich der Zustand jedoch sehr schlecht. Immer wieder bildeten sich neue Hämatome, die abpunktiert werden mußten. Im Zusammenhang mit dem weiteren ungünstigen Verlauf ist es deswegen sehr naheliegend, eine Pachymeningitis anzunehmen, wenngleich kein Obduktionsbefund vorliegt und die Todesursache nicht bekannt ist.

Bei den in Tabelle 14 aufgeführten Kranken bestanden immer schon vor dem Trauma erhebliche Beschwerden, die auf einen schon zu dieser Zeit in Gang

Tabelle 14. *Durablutungen, bei denen die Zuordnung zum traumatischen subduralen Hämatom oder zur Pachymeningitis haemorrhagica interna nicht sicher getroffen werden kann*

| Nr. | Name | Alter | Geschl. | Trau-ma | Inter-vall | Seite | Psychische Störungen | Herdzeichen | Fundus | Pupillen | Verlauf, morphologische Befunde |
|---|---|---|---|---|---|---|---|---|---|---|---|
| 74 | Fit. | 52 | m. | + | 8 Ta. | re. | Verwirrtheit, Demenz | — | o. B. | o. B. | Wegen Geringfügigkeit des Hämatoms keine Op., Besserung |
| 75 | Kar. | 66 | m. | (+) ? | 1 Wo. | re. | Wechselnd starke Bewußtseinstrübung | Babinski li. ? | o. B. | re. < li. | Nach Op. rasche Erholung, nach 1 Jahr Schwäche der re. Hand angegeben |
| 76 | Mür. | 56 | m. | ? | ? | li. | Verlangsamung, Kritikschwäche, zunehmende Bewußtseinstrübung | — | o. B. | o. B. | Nach Op. Korsakoff, schwere Demenz |
| 77 | Krü. | 47 | m. | + | ? | re. | Leichte Bewußtseinstrübung | — | St.-P. bds. | li. > re. | Nach Op. Besserung, organ. Wesensänderung, auch nach erneutem schwerem Schädeltrauma keine weitere Progredienz |

befindlichen krankhaften Prozeß an der harten Hirnhaut hinweisen können. Die Frage, ob das jeweilige Trauma nicht eher Folge als Ursache einer Durablutung war, ist durchaus berechtigt.

**Fall 75:** Kar., Hermann, 66 Jahre alt, Aufnahme: 20. 11. 1958, Aufn.-Nr. 2622/58.

Schon seit einiger Zeit Klagen über Unsicherheit im Straßenverkehr. Vor etwa 6—7 Wochen Sturz auf der Treppe. Keine sichere Kopfverletzung, kein Bewußtseinsverlust. Seit etwa 5 Wochen Rückenschmerzen und später Kopfschmerzen, die sich beim Husten und Niesen verstärkten. Gleichzeitig zunehmender Persönlichkeitsabbau, wurde nachlässig in der Kleidung und vergeßlich. Bei der Aufnahme in die Universitäts-Nervenklinik Bewußtseinstrübung, leichte Ptosis rechts, rechte Pupille etwas enger als die linke, fraglicher Babinski-Reflex links. Mehrfach auffälliger plötzlicher Wechsel zwischen Bewußtseinseintrübung und Perioden relativ klaren Bewußtseinszustandes.

EEG: Basisaktivität 6—7 Hz, rechts leicht vermindert und mäßig von 4—5 Hz, 45 $\mu$V-Abläufen durchsetzt. Fortlaufendes Einstreuen von $\delta$-Wellen von 1,3—3 Hz über den rechten basalen Reihen mit Phasenumkehr über dem Temporalpol und mäßiger Ausbreitung mit niederer Amplitude auf angrenzende Regionen, mitunter auch auf die Gegenseite. Bei rechtsseitiger Angiographie Nachweis eines subduralen Hämatoms rechts hochparietal. Nach der Operation rasche Erholung. Auf Anfrage teilte der Patient im November 1959 mit, daß gelegentlich Schwächeerscheinungen in der rechten Hand aufträten und darüber hinaus keine Beschwerden mehr bestünden.

Gerade hier machen es die vor dem Trauma bereits geklagten Beschwerden wahrscheinlich, daß der Sturz durch die schon bestehenden Störungen verursacht wurde. Darüber hinaus ist auch ein Schädeltrauma gar nicht sicher. Trotz des recht guten Operationserfolges muß man also auch im Hinblick auf die Kürze der Katamnese wieder die Pachymeningitis haemorrhagica mit in die Erwägungen einbeziehen.

# III. Durablutungen bei Pachymeningitis haemorrhagica interna
## a) Blutungen mit Trauma in der Vorgeschichte

Die ersten hier mitzuteilenden Fälle (Tabelle 15) stehen insofern denen mit traumatischer subduraler Blutung noch nahe, als ein Trauma in der Anamnese angegeben wurde. Bei den meisten der Kranken muß man aber die Verletzung als Folge der bereits bestehenden Duraerkrankung ansehen. In Einzelfällen kann man ihr jedoch auch eine auslösende Bedeutung zusprechen. Immer ist die Annahme einer Pachymeningitis haemorrhagica interna unumgänglich.

**Fall 78:** Ise., Erich, 51 Jahre alt, Aufnahme: 29. 1. 1953, Aufn.-Nr. 140/53.
Am 10. 12. 1952 bei einem Autounfall Kopfverletzung. Etwa 5 min bewußtlos. Zwei Tage später Erbrechen. Seit Anfang Januar zunehmend schläfrig und teilnahmslos, dabei auch erregbar und manchmal unruhig. Mehrfach erbrochen. Klagen über Kribbeln in der linken Hand. Bei der Aufnahme in der Universitäts-Nervenklinik bewußtseinsklar, orientiert, hochgradige Antriebsverarmung. Leichte Mundfacialisschwäche links, beginnende Stauungspapille links, Astasie und Abasie mit massiver Fallneigung nach hinten. EEG: Durch Unruhe des Patienten gestört, Verdacht auf Herdbefund links temporal. In den folgenden Tagen deutlich zunehmende Bewußtseinstrübung. Bei linksseitiger Angiographie Nachweis eines subduralen Hämatoms. Nach der Operation am 2. 2. zunächst rasche Aufhellung des Bewußtseins. Am 3. 2. aber erneute Verschlechterung. Deswegen auch rechts Bohrloch angelegt. Dabei dort ebenfalls subdurales Hämatom entleert. Auch nach dieser Operation nur vorübergehende Besserung. Am 10. 2. wieder zunehmende Bewußtseinstrübung, am 11. 2. 1953 gestorben. Bei der Obduktion Pachymeningitis haemorrhagica beiderseits festgestellt.

Der morphologische Befund zeigte, daß eine Pachymeningitis haemorrhagica vorlag. Offenbar hatte das Leiden aber vor dem Unfall noch nicht zu Ausfällen geführt, so daß eine Auslösung der Blutung durch das Trauma anzunehmen ist. Das Krankheitsbild derartiger traumatisch ausgelöster Blutungen auf dem Boden einer Pachymeningitis haemorrhagica interna entspricht erwartungsgemäß ganz dem der traumatischen subduralen Hämatome.

**Fall 79:** Ena., Alois, 55 Jahre alt, Aufnahme: 19. 3. 1958, Aufn.-Nr. 880/58.
Seit Anfang März 1958 Kopfschmerzen. Der Umgebung auch Nachlassen der „geistigen Frische" aufgefallen. Am 14. und 15. 3. gestürzt. Beim zweiten Sturz auch Kopfverletzung. Seit 14. 3. Schwäche des rechten Armes. Deswegen Einweisung in ein auswärtiges Krankenhaus. Von dort wegen zunehmender Bewußtseinstrübung in die Universitäts-Nervenklinik überwiesen. Bei der Aufnahme hier spastische Hemiparese rechts bei beiderseitigen Pyramidenbahnzeichen, motorische und sensorische Aphasie, deutliche Bewußtseinstrübung. Im EEG unregelmäßige Basisaktivität, rechts mit niedrigen, frequenten Abläufen untermischt. Parasagittal links bei engem bipolarem Abgriff ausgeprägte Spannungsminderung und Reduktion der Wellenproduktion, besonders präcentro-parietal. Gegen Ohr links $\delta$-Abläufe temporal bis praecentro-parietal betont.
Auf dem Röntgenbild des Schädels Drucksella mit Atrophie des Dorsums. Bei der Operation auffällig dicke Hämatomkapsel gefunden, die nicht zu der Annahme eines erst wenige Tage alten Hämatoms paßte. Nach der Operation gute Rückbildung aller Ausfälle; nach Mitteilung des Patienten bestanden im November 1959 noch Beschwerden in den Beinen in Form von vorzeitiger Ermüdbarkeit und Vergeßlichkeit.

Hier gingen den beiden Traumen deutliche Veränderungen voraus, die einer Pachymeningitis haemorrhagica zugeordnet werden können. Erst bei dem zweiten Trauma kam es überhaupt zu einer Kopfverletzung, nach dem ersten traten aber schon Schwächeerscheinungen im Arm auf. Die Traumen selbst sind nicht auf äußere Einwirkungen zu beziehen, also nicht als Unfall zu werten und sind sicher ihrerseits bereits Ausdruck der cerebralen Störung. Zur Annahme eines auf diese

Tabelle 15. *Durablutungen bei Pachymeningitis haemorrhagica interna mit Trauma in der Vorgeschichte*

| Nr. | Name | Alter | Geschl. | Trauma | Intervall | Seite | Psychische Störungen | Herdzeichen | Fundus | Pupillen | Verlauf, morphologische Befunde |
|---|---|---|---|---|---|---|---|---|---|---|---|
| 78 | Ise. | 51 | m. | + | 2 Ta. | bds. | Antriebsarmut, wechselnd starke Bewußtseinstrübung | Astasie u. Abasie | St.-P. li. | o. B. | Nach Op. nur vorübergehende Besserung, 10. Tag †, Obdukt.: Pachymeningit. haemorrh. int. |
| 79 | Enä. | 55 | m. | + | 0 | li. | Bewußtseinstrübung | Hemiparese, Aphasie | o. B. | o. B. | Nach Op. Besserung, Hämatomkapsel zu dick für frsiches subdurales Hämatom |
| 80 | Hir. | 68 | m. | (+) ? | einige Woch. | bds. | Antriebsarmut, Somnolenz | Hemiparese re., Astasie u. Abasie | o. B. | o. B. | 14. Tag nach Op. †, ungewöhnlich dicke Hämatomkapsel |
| 81 | Kno. | 70 | m. | +++ | 0 | li. | Zeitweise verwirrt | Mim. Facialisschwäche re., Astasie, Jacksonanfälle re. | o. B. | o. B. | Nach Op. erhebliche organische Wesensänderung |
| 82 | Dor. | 72 | m. | ++ | 1 Mo. ? | bds. | Verwirrtheit | — | o. B. | o. B. | Keine Op. †, Obdukt.: Pachymeningit. haemorrh. int. |
| 83 | Mod. | 76 | m. | ++ | 0 | | Bewußtseinstrübung, Unruhe | Babinski re. ? | o. B. | o. B. | Keine Op. †, Obdukt.: Pachymeningit. haemorrh. int. |

Traumen zurückzuführenden subduralen Hämatoms paßt auch nicht die im Röntgenbild festgestellte Sellaatrophie und die bei der Operation gefundene sehr dicke Hämatomkapsel. Die Katamnese ist nicht wesentlich verschieden von der mancher Patienten, die wir dem subduralen Hämatom zugeordnet haben. Sie erstreckt sich jedoch nur auf ein Jahr, so daß auf Grund der Katamnese ebenfalls keine Argumente gegen die Annahme einer Pachymeningitis haemorrhagica vorgebracht werden können.

### b) Blutungen ohne Trauma in der Vorgeschichte

Die nun mitzuteilenden Beobachtungen (Tabelle 16) entsprechen dem Krankheitsbild der Pachymeningitis haemorrhagica interna im engeren Sinne. Bei keinem der Kranken lag ein Trauma vor. Das Krankheitsbild unterschied sich auch, wie im einzelnen noch auszuführen sein wird, deutlich von dem des traumatischen subduralen Hämatoms.

**Fall 84:** Lem., Sibille, 47 Jahre alt, Aufnahme: 5. 5. 1959, Aufn.-Nr. 657/59.

Seit 6 bis 7 Wochen vergeßlich, manchmal deprimiert, dann auch wieder aufbrausend. Starker Gewichtsverlust. Bei der Aufnahme Abducensparese beiderseits. Hypaesthesie am rechten Arm und rechten Bein, Eigenreflexe vielleicht rechts etwas lebhafter. Patientin ist ängstlich erregt, unruhig und jammerig. Muß ständig sediert werden. Bietet zunächst das Bild einer agitierten Depression. Später zunehmende Antriebsverarmung und Schläfrigkeit. Im EEG am 21. 5. α-Minderung und

Tabelle 16. *Durablutungen bei Pachymeningitis haemorrhagica interna ohne Trauma in der Vorgeschichte*

| Nr. | Name | Alter | Geschl. | Trauma | Intervall | Seite | Psychische Störungen | Herdzeichen | Fundus | Pupillen | Verlauf, morphologische Befunde |
|---|---|---|---|---|---|---|---|---|---|---|---|
| 84 | Lem. | 47 | w. | — | — | li. | Ängstlichkeit, Erregtheit, Unruhe, später Schläfrigkeit | Sehnenrefl. re. > Hemihypaesthes. re. | o. B. | o. B. | Auch nach Op. noch erhebliche psychische Störungen |
| 85 | Str. | 58 | w. | — | — | bds. | Benommenheit, Schläfrigkeit | Abducensparese li. Babinski bds. | o. B. | o. B. | Nach Op. nur unvollkommene Besserung |
| 86 | Rod. | 53 | m. | — | — | li. | Bewußtseinstrübung | Abducensparese re. Parinaud-Syndrom | o. B. | o. B. | Nach Op. Besserung |
| 87 | Cra. | 73 | m. | — | — | bds. | Verwirrtheit, Unruhe | — | Fundus hyperton. | o. B. | † Obdukt.: Pachymeningit. haemorrh. int. |
| 88 | Ham. | 47 | m. | — | — | bds. | Schläfrigkeit, zeitweise Unruhe | Leichte Hemiparese re. | o. B. | o. B. | † Obdukt.: Pachymeningit. haemorrh. int. |
| 89 | Hup. | 69 | m. | — | — | | Bewußtseinstrübung, Verwirrtheit | Babinski bds. + | o. B. | o. B. | † Obdukt.: Pachymeningit. haemorrh. int. |
| 90 | Kas. | 55 | m. | — | — | li. | Bewußtlosigkeit | Babinski bds. + | o. B. | o. B. | † Obdukt.: Pachymeningit. haemorrh. int. |
| 91 | Kle. | 86 | w. | — | — | | Verwirrtheit, Unruhe | — | o. B. | o. B. | † Obdukt.: Pachymeningit. haemorrh. int. |
| 92 | Sta. | 63 | m. | — | — | li. | Unruhe, Benommenheit | — | o. B. | o. B. | † Obdukt.: Pachymeningit. haemorrh. int. wahrscheinlich |
| 93 | Höh. | 63 | m. | — | — | bds. | Erregtheit, Unruhe, organische Wesensänderung | Hemiparese li. | Fundus hyperton. | o. B. | † Obdukt.: Pachymeningit. haemorrh. int., multiple Malacien |
| 94 | Bra. | 56 | m. | — | — | li. | Unruhe, plötzlich einsetzende Bewußtseinstrübung | Hemiparese li. Babinski bds. + | o. B. | o. B. | † Obdukt.: Pachymeningit. haemorrh. int., frischer Blutungsherd im Thalamus |
| 95 | Bor. | 70 | m. | — | — | re. | Starke Benommenheit, Unruhe | Plötzl. einsetzende Hemiparese li. | o. B. | re. > li. Reakt. bds. $\emptyset$ | † Obdukt.: Pachymeningit. haemorrh. int., rindennahe Massenblutung, Subarachnoidealblutung |

Amplitudenreduktion links, beiderseits Einstreuen von Zwischenwellen. Bei Ableitung gegen das Ohr einzelne 3—4 Hz-Entladungen mit Phasenumkehr bitemporal. Bei Kontrolle am 27. 5. Frequenzverlangsamung und extreme Spannungsminderung links. Nachweis eines subduralen Hämatoms bei linksseitiger Angiographie. Nach der Operation weiterhin Antriebsarmut, Abducensparese beiderseits und zentrale Facialisschwäche rechts.

Hier fehlt eine Verletzung in der Anamnese. Die Krankheitserscheinungen setzten im Gegensatz zu dem Verhalten bei den Kranken mit traumatischer Blutung langsam und schleichend ein, ohne daß der Beginn ganz genau zu bestimmen wäre. Im Vordergrund standen psychische Störungen, die zunächst gar nicht an einen raumfordernden Prozeß denken ließen und erst relativ spät den Charakter der organischen Veränderungen annahmen.

**Fall 87:** Cra., Hermann, 73 Jahre alt, Aufnahme: 8. 1. 1953, Aufn.-Nr. 45/53.

Schon seit Jahren unter Pflegschaft. In letzter Zeit häufig Verwirrtheitszustände, bei denen er z. B. seine Wäsche zum Fenster hinauswarf. Am 7. 1. 1953 auf der Straße plötzlich umgefallen und eingekotet. Bei der Aufnahme Fundus hypertonicus, normale Pupillenreaktionen, Reflexe seitengleich, keine Paresen. Deutlich verwirrt, desorientiert, zeitweise unruhig und bettflüchtig. Unter der Annahme einer Hirnarteriosklerose mit Demenz und Verwirrtheit in eine Landesheilanstalt verlegt. Dort nach wenigen Wochen gestorben. Bei der Obduktion ausgedehnte hämorrhagische Pachymeningitis über dem größten Teil beider Scheitellappen mit deutlicher Abplattung der darunter liegenden Gyri.

Histologischer Befund und klinische Erscheinungen stehen bei diesem Patienten durchaus im Einklang. Ein Trauma lag nicht vor. Die schleichende Entwicklung des Krankheitsbildes entsprach nicht den Verläufen, wie man sie bei den traumatisch entstandenen Durablutungen sieht. Auch die psychischen Störungen waren ganz andersartig als sie dort beobachtet werden. Bei dem Patienten bestand nicht eine einfache Bewußtseinstrübung, sondern eine Demenz und Verwirrtheit, wie man sie beim cerebralen Gefäßprozeß gewohnt ist.

**Fall 89:** Hup., Wilhelm, 69 Jahre alt, Aufnahme: 28. 9. 1951, Aufn.-Nr. 1422/51.

Seit etwa 5 Wochen in den Bewegungen steifer und unbeholfener. Seit 3 Wochen Kopfschmerzen, seit 14 Tagen verwirrt. Bei der Aufnahme deutlich reduzierter Allgemeinzustand, Eigenreflexe beiderseits gesteigert, Babinski beiderseits positiv, Gang unsicher schwankend. Leichte Bewußtseinstrübung. Im Liquor 3/3 Zellen, 2,2 Gesamteiweiß (Kafka), Mastixlinkszacke. EEG: 8 Hz, Grundrhythmus beiderseits mit Zwischenwellen durchsetzt, nicht seitendifferent. In der Folge langsame Zunahme der Bewußtseinstrübung; operative Diagnostik im Hinblick auf den schlechten Allgemeinzustand undurchführbar. Am 13. 10. 1951 gestorben. Bei der Obduktion Pachymeningitis haemorrhagica interna gefunden.

Wiederum setzten die Störungen unmerklich schleichend ein. Der Verlauf ist ganz anders als bei Fällen mit traumatischer Blutung. Auch die Störungen sind in ihrem Charakter verschieden. Man würde das Krankheitsbild ohne Kenntnis der anatomischen Diagnose am ehesten mit der Annahme multipler Encephalomalacien bei Hirnarteriosklerose erklären können.

**Fall 91:** Kle., Anna, 86 Jahre alt, Aufnahme: 19. 2. 1953, Aufn.-Nr. 224/53.

Schon seit einigen Jahren vergeßlich, in den letzten Tagen „durcheinander", nachts unruhig. Bei der Aufnahme stark reduzierter Allgemeinzustand, Reflexe seitengleich lebhaft. Völlig desorientiert, verwirrt, weiß weder Namen noch Alter noch Wohnung anzugeben. In den folgenden Tagen manchmal unruhig und widerstrebend, manchmal teilnahmslos. Später zunehmende Benommenheit. Am 23. 2. 1953 unter Herz- und Kreislaufversagen gestorben. Bei der Obduktion allgemeine Arteriosklerose, Pachymeningitis haemorrhagica interna mit Blutung.

Die klinischen Störungen entsprachen auch bei dieser Patientin einer Hirnarteriosklerose mit Demenz und Verwirrtheit. Sichere Hinweise auf die bei der

Obduktion gefundene Pachymeningitis haemorrhagica waren aus dem klinischen Bild nicht zu gewinnen.

**Fall 93:** Höh., Wilhelm, 63 Jahre alt, Aufnahme: 7. 10. 1955, Aufn.-Nr. 2200/55.

Am 19. 4. 1954 beim Gehen plötzlich Schweregefühl im linken Fuß. In der Nacht vom 20. zum 21. 4. ebenfalls plötzlich Gefühllosigkeit der ganzen linken Körperhälfte, Paraesthesien. Seitdem erregt, aber nicht verwirrt. Einige Tage später in die Universitäts-Nervenklinik aufgenommen, dabei spastische Hemiparese links und Hemianopsie nach links festgestellt. Fundus hypertonicus, bewußtseinsklar, aber organische Wesensänderung. Besserung unter physikalischer Behandlung. Im Oktober 1955 erneut aufgenommen mit Klagen über schmerzhafte Kribbelparaesthesien der linken Körperhälfte, die im letzten Jahr langsam zugenommen hätten. Auch die Gehstörung sei allmählich stärker geworden. Bei der Aufnahme deutlich kardial dekompensiert, spastische Hemiparese links, Hemihypaesthesie und „thalamische" Schmerzkrisen. Am 20. 10. 1955 gestorben. Bei der Obduktion multiple Encephalomalacien und Pachymeningitis haemorrhagica interna.

Die Krankheit verlief bei diesem Patienten also zunächst unter dem Bilde einer Encephalomalacie. Die später aufgetretenen Störungen lassen allerdings — nachträglich — auch die Zuordnung zur Pachymeningitis haemorrhagica zu. Die Obduktion ergab das Vorliegen beider Störungen nebeneinander. Ein Überdecken der Symptome kann unterstellt werden.

**Fall 95:** Bor., Otto, 70 Jahre alt, Aufnahme: 19. 7. 1951, Aufn.-Nr. 1070/51.

Kurz vor der Aufnahme plötzlich Lähmung der ganzen linken Körperseite. Bei der Aufnahme schlechter Allgemeinzustand, Paralyse des linken Armes und linken Beines, mimische Facialisparese links, ticartige Hyperkinesen der linksseitigen Gesichtsmuskulatur. Rechte Pupille weiter als die linke, Lichtreaktion beiderseits eingeschränkt. Eigenreflexe links gesteigert, Babinski links positiv. Stark benommen, kaum ansprechbar, motorisch unruhig. Rasche weitere Verschlechterung des Zustandes, 7 Tage nach der Aufnahme gestorben. Bei der Obduktion ausgedehnte Subarachnoidealblutung und gleichzeitig ausgedehnte Blutung bei Pachymeningitis haemorrhagica, rindennahe Massenblutung.

Als erste Fälle unseres Krankengutes teilten wir Beobachtungen mit, bei denen ein traumatisches subdurales Hämatom bestand, das aber klinisch nicht in Erscheinung trat, da Symptome einer Gehirnkontusion ganz im Vordergrund standen. Am Schluß der Reihe kann deswegen sehr gut dieses Krankheitsbild stehen, bei dem ebenfalls die Erscheinungen der duralen Blutung, diesmal auf dem Boden einer Pachymeningitis haemorrhagica, ganz zurücktraten gegenüber den Symptomen einer anderen schweren Erkrankung, nämlich bei diesem Patienten einer cerebralen Massenblutung.

## c) Blutungen bei Pachymeningitis haemorrhagica interna und gleichzeitiger Hirnkontusion

Auch bei den nächsten beiden Patienten, bei denen wir ebenfalls eine Pachymeningitis haemorrhagica interna unterstellen müssen, trat dieses Krankheitsbild klinisch nicht in Erscheinung. Beide Patienten haben eine schwere Hirnkontusion erlitten, der auch das klinische Bild völlig entsprach. Die beiden Fälle führen uns also wieder an den Ausgangspunkt unserer Beobachtungsreihe zurück.

**Fall 96:** Zim., Josef, 67 Jahre alt, Aufnahme: 27. 1. 1956, Aufn.-Nr. 266/56.

Am 27. 1. 1956 „verunreinigt" zu Hause aufgefunden, konnte nicht sprechen. Bei der Aufnahme Hämatom am rechten Auge, deutliche Nackensteife, keine Paresen, Reflexe seitengleich. Erhebliche Bewußtseinstrübung, völlig desorientiert. Liquor stark blutig. Noch am Aufnahmetag einige Jackson-Anfälle links. Im EEG $\alpha$-Rhythmus rechts frontotemporal von irregulären $\delta$-Abläufen (1,5—3 Hz) durchsetzt. Nur mäßiges Übergreifen auf rechtes Hinter-

und linkes Vorderhaupt. Auf dem Röntgenbild Schädelfraktur rechts fronto-parietal. Angiographischer Nachweis eines beiderseitigen subduralen Hämatoms. Nach operativer Entleerung noch lang anhaltende Bewußtlosigkeit, später deutliche psychische Störungen im Sinne eines „Durchgangssyndroms" oder einer organischen Wesensänderung. Keine Nachuntersuchungen.

**Fall 97:** Ref., Matthias, 76 Jahre alt. Aufnahme: 7. 4. 1953. Aufn.-Nr. 461/53.

Am 1. 4. 1953 plötzlich ohne Anlaß auf der Straße umgefallen. Danach Schiefstand des Mundes, starke Unruhe, deswegen sofortige Krankenhausaufnahme. Wegen anhaltender Unruhe Verlegung in die Universitäts-Nervenklinik. Hier bei der Aufnahme sehr schlechter Allgemeinzustand, spastische Hemiparese links, meist somnolent. Sehr unruhig. Liquor stark blutig. Zunahme der Bewußtseinstrübung. Am vierten Tag nach der Aufnahme gestorben. Obduktion: Fraktur des rechten Schläfen- und Hinterhauptsbeines, Rindenprellungsherde an der Basis des rechten Stirn- und linken Schläfenlappens, Durablutungen bei gleichzeitiger Subarachnoidealblutung und Thrombose des Sinus transversus beiderseits. Pachymeningitis haemorrhagica.

Da diese Patienten ihrem Krankheitsbild nach nicht der Pachymeningitis haemorrhagica zugeordnet werden können, sind sie in den Tabellen nicht aufgeführt. Sie werden auch bei der nachstehenden Besprechung der Symptomatologie der Pachymeningitis haemorrhagica interna nicht berücksichtigt.

### d) Zusammenfassung der klinischen Symptome bei der Pachymeningitis haemorrhagica interna

Aus Abb. 36 ist die Verteilung der Erkrankungsfälle auf die einzelnen Altersgruppen ersichtlich. Das Fehlen der Erkrankungen im jüngeren Lebensalter ist nicht überraschend. Der jüngste Patient war 47 Jahre alt. Bemerkenswert ist aber, daß jenseits des 50. Lebensjahres kein weiteres Ansteigen der Krankheitshäufigkeit mehr erkennbar ist. Unter den Patienten waren 15 Männer und 3 Frauen. Das Verhältnis ist gegenüber dem beim traumatischen subduralen Hämatom deutlich verschoben. Ein so eindeutiges Überwiegen der Männer, wie wir es beim traumatischen Hämatom beobachten konnten, ist bei der Pachymeningitis haemorrhagica nicht festzustellen. Trotz der ziemlich kleinen Zahl von Pachymeningitisfällen scheint uns der Unterschied signifikant zu sein.

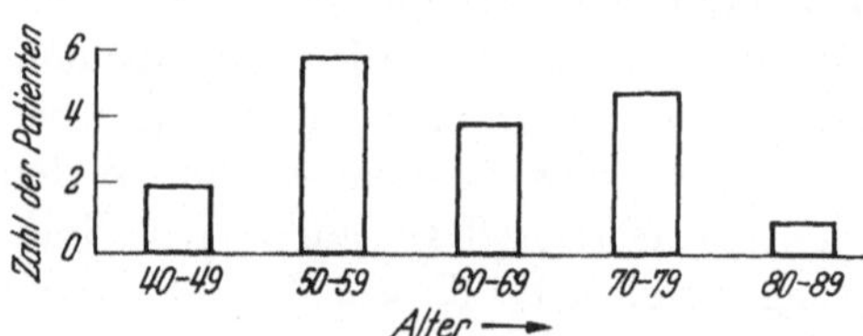


Abb. 36. Altersverteilung bei der Pachymeningitis haemorrhagica

Erwartungsgemäß ist die Zahl der Todesfälle bei der Pachymeningitis haemorrhagica größer als beim traumatischen subduralen Hämatom, liegt dies doch in der Natur der Pachymeningitis haemorrhagica als eines chronischen progredienten Krankheitsprozesses begründet. Die Letalität ist aber doch nur bedingt vergleichbar mit der beim traumatischen subduralen Hämatom gefundenen, da ein großer Teil der Kranken nicht operiert wurde und das Leiden erst bei der Obduktion diagnostiziert werden konnte. Die Blutung fand sich einmal rechts, siebenmal links und sechsmal doppelseitig. Viermal war die Seite der Blutung aus den Aufzeichnungen nicht mehr zu ersehen. Gegenüber der entsprechenden Zahl beim traumatischen Hämatom fällt die Häufigkeit der doppelseitigen Blutungen und auch bei den einseitigen ein überwiegendes Befallensein der linken Seite auf. Ob es sich bei dem zuletzt genannten Befund nur um eine Zufälligkeit der kleinen

Zahl handelt, oder ob man hierin eine Parallele zu dem Verhalten bei cerebralen
Gefäßprozessen, besonders bei der Karotisthrombose, sehen darf, muß offen bleiben.

Sechsmal fanden sich Paresen. Sie traten bei einseitigen Blutungen dreimal
kontralateral und einmal homolateral zum Hämatom auf. Dreimal wurden sie
bei doppelseitigem Hämatom ohne Größenunterschied der Blutungen beobachtet.
Bei weiteren vier Kranken fanden sich nur Reflexstörungen, die in drei Fällen
doppelseitig auftraten. Bei den beiden anderen Kranken steht die Seite der Blutung nicht fest.

Eine Stauungspapille fand sich nur einmal bei einer doppelseitigen Blutung, eine extreme Mydriasis ebenfalls nur einmal und zwar homolateral zur Blutung.

Im Hirnnervenbereich boten noch weitere vier Kranke Ausfälle und zwar war einmal eine doppelseitige Abducensparese, einmal eine Hypaesthesie im

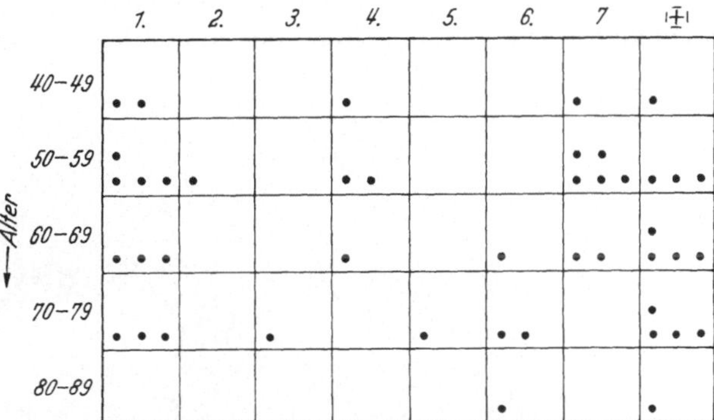

Abb. 37. Neurologische Störungen und Lebensalter bei der Pachymeningitis haemorrhagica. Spalte 1: Pyramidenbahnläsionen
(einschließlich Reflexanomalien), Spalte 2: Stauungspapille,
Spalte 3: Mydriasis, Spalte 4: sonstige Hirnnervenausfälle,
Spalte 5: hirnorganische Anfälle, Spalte 6: neurologisch o. B.
Spalte 7: Kopfschmerzen

Trigeminusbereich, einmal ein Parinaud-Syndrom und eine Abducensparese und
einmal eine Hemianopsie zu beobachten.

Bei einem Patienten traten Jackson-Anfälle auf und zwar kontralateral zum
Durahämatom, zwei Patienten boten eine frontale Astasie und Abasie.

Das Hirnstrombild wurde siebenmal untersucht. Es ließen sich auch hier wieder
α-Reduktion, δ-Abläufe, Amplitudenminderung und Krampfstromvarianten häufiger homolateral als kontralateral beobachten.

Über Kopfschmerzen klagten acht Kranke, zweimal bestand gleichzeitig Erbrechen. In Abb. 37 sind alle neurologischen Ausfälle nochmals dem Lebensalter
gegenübergestellt, wobei sich jedoch keine sicheren Beziehungen aufzeigen lassen.

Die psychischen Störungen dem Grade nach einzuteilen, fällt bei der Pachymeningitis noch schwerer als beim traumatischen Hämatom, weil ein einheitlicher
zeitlicher Bezugspunkt fehlt. Auf diesen Versuch soll deswegen von vornherein
verzichtet werden. Bei den psychischen Störungen handelte es sich zehnmal um
Verwirrtheits- und Unruhezustände und nur achtmal um einfache Bewußtseinsstörungen. Die hohe Zahl der Patienten mit Verwirrtheits- und Unruhezuständen
ist auffällig. Sie entspricht der Beobachtung, daß die klinischen Erscheinungen
häufig unter dem Bild der Hirnarteriosklerose verliefen. Gerade bei den psychischen
Störungen läßt sich erkennen, daß sie in ihrem Verlauf anders sind als die beim
traumatischen subduralen Hämatom beobachteten. Sie setzen wesentlich langsamer und schleichender ein und bestehen manchmal schon sehr lange Zeit, bevor
die akuteren Krankheitserscheinungen beginnen.

Während bei den 46 Kranken mit chronischem traumatischem subduralem
Hämatom immer operativ diagnostische Maßnahmen — in 45 Fällen eine Arterio-

graphie und einmal eine Encephalographie — durchgeführt wurden, erfolgte ein
entsprechender Eingriff nur bei 7 der 18 Patienten mit Pachymeningitis haemorrhagica interna. Dies überrascht zunächst, findet aber seine Erklärung in dem
unterschiedlichen klinischen Bild, das beim traumatischen subduralen Hämatom
so kennzeichnend ist, daß sich ohne weiteres die Indikation zur operativen Diagnostik ergibt, hingegen bei der Pachymeningitis haemorrhagica eher Krankheits-
prozessen entspricht, bei denen eine diagnostische Klärung durch diese Eingriffe
nicht zu erwarten ist, in erster Linie cerebralen Gefäßprozessen.

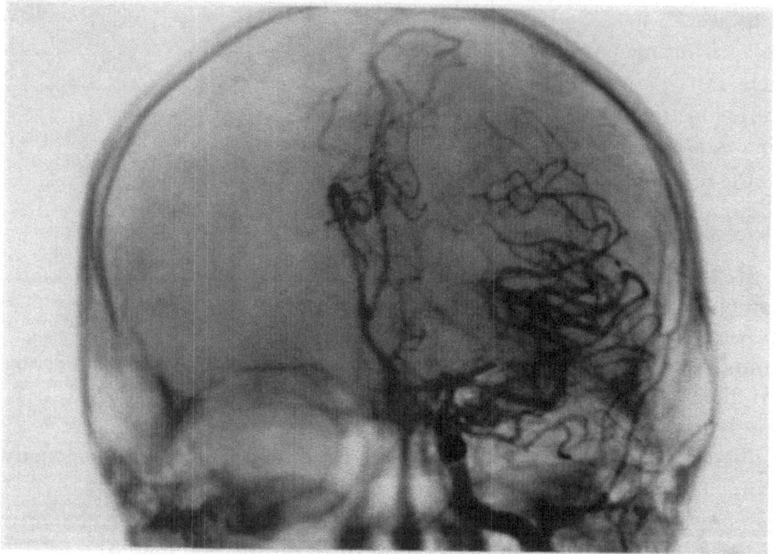

Abb. 38. Gefäßabdrängung und Seitenverschiebung bei pachymeningitischer Blutung (Fall 86)

Wurde eine Arteriographie durchgeführt, so wurden Bilder gewonnen, die vollständig denen beim traumatischen subduralen Hämatom entsprachen (Abb. 38).
Ob sich kennzeichnende Unterschiede ergäben, wenn auch für die Pachymeningitis
haemorrhagica in ausreichender Zahl Arteriogramme vorlägen, erscheint uns sehr
fraglich, da ja kaum zu erwarten ist, daß sich Form, Größe und Lage des Hämatoms bei primär intraduralen Blutungen wesentlich anders verhalten als bei
subduralen Hämatomen. Bedenkt man, wie schwierig diese Unterscheidung oft
auch bei autoptischer Kontrolle, selbst unter Zuhilfenahme der mikroskopischen
Untersuchung ist, so leuchtet ein, daß die demgegenüber verhältnismäßig grobe
und ungenaue Darstellung im Röntgenkontrastverfahren zu dieser Differentialdiagnose kaum Entscheidendes beitragen kann.

## IV. Sondergruppe: Durablutungen ungewöhnlicher Genese

In dieser Gruppe sollen sechs Fälle erörtert werden, bei denen die Annahme
einer traumatischen Genese ebensowenig befriedigen kann wie die einer Pachymeningitis haemorrhagica.

**Fall 98:** Ehl., Franz, 43 Jahre alt, Aufnahme: 6. 8. 1959, Aufn.-Nr. 1279/59.
Im September 1952 erstmalig Aufnahme wegen plötzlich aufgetretener linksseitiger Hemiparese mit Paraesthesien in beiden Beinen. Damals Encephalomalacie bei Endangiitis obliterans angenommen. In der Folgezeit Besserung, aber keine vollständige Rückbildung der Parese. Etwa 1955 erneut leichte Schwäche der linken Seite. Seit 1—2 Jahren zunehmende Verschlechterung, Taubheitsgefühl in den Beinen, stärkere Gangunsicherheit. Seit 20. 7. 1959 rasche Zunahme der Störungen, gleichzeitig auffällige psychische Veränderungen in Form von Mattigkeit und Interesselosigkeit. Seit dem 3. 8. unruhig, am 4. 8. beim Versuch aufzustehen zweimal mit dem Hinterkopf gegen eine Tür geschlagen. In der Nacht zum 5. 8. „phantasiert", seit 5. 8. benommen, fast ständig geschlafen und mehrfach eingenäßt. Bei der Aufnahme am 6. 8. nicht nackensteif, beiderseitige Ptosis, Blickschwäche nach beiden Seiten, keine sicheren Paresen, Sehnenreflexe beiderseits gesteigert, Trömnerscher Reflex und Zeichen von Babinski und Rossolimo beiderseits positiv. Zunächst tief schlafend, aber erweckbar, später eigenartige soporöse Bewußtseinstrübung. In der Folge dann starker Wechsel der Bewußtseinslage innerhalb kurzer Zeitabschnitte, dabei teilweise relativ wach, wendet sich dann von selbst dem Untersucher zu. Liquor: 11/3 Zellen, 2,0 Gesamt-Eiweiß (Kafka), Mastix-Mittelzacke. EEG: Diskontinuierlich im $\alpha$-Band schwingende Basisaktivität, Amplitudenminderung links frontoparietal. Grundrhythmus reichlich mit $\vartheta$-Abläufen etwas höherer Amplitude durchsetzt. In rascher Folge beiderseits diffus sowie uni- und bilateral-synchron $\delta$-Züge und -Entladungen, die links vereinzelt auf 1 Hz absinken und beiderseits häufig mit Steilwellen gekoppelt sind. Die langsamen Potentiale weisen eine deutliche Abflachung rechts auf. Bei linksseitiger Angiographie bogenförmige Anterior-Verdrängung nach rechts, breite Gefäßabdrängung parietotemporal. Nach der Operation am 7. 8. ansprechbar, bleibt aber verwirrt und desorientiert, am 9. 8. abends wieder tief bewußtlos. Paralyse des linken Armes, bei erneuter Punktion des Hämatoms 10 cm³ älteren Blutes abgesaugt. Auch danach weitere Verschlechterung; in der Nacht zum 10. 8. 1959 gestorben. Keine Obduktion.

Das Krankheitsbild entsprach bei diesem Patienten in vielem den bei der Pachymeningitis haemorrhagica interna beobachteten Verläufen: Während eines „spontan" aufgetretenen Verwirrtheitszustandes ereignete sich ein Schädeltrauma, danach Zunahme der psychischen Störungen. Der auffällige Wechsel der Bewußtseinslage wies schließlich auf die Möglichkeit einer Durablutung hin. Nach der Operation trat keine Besserung ein.

Wegen der bei dem Patienten bestehenden Grundkrankheit haben wir das Krankheitsbild trotz dieser Übereinstimmung nicht der Pachymeningitis haemorrhagica zugeordnet. Bei dem Kranken waren im 36. Lebensjahr erstmalig Ausfälle nach dem Modus der Encephalomalacie aufgetreten. Im Hinblick auf das jugendliche Alter wurde die Möglichkeit einer Thrombangiitis obliterans erörtert. Auch auf Grund des weiteren Verlaufes muß man in erster Linie an dieses Krankheitsbild denken. Den Verwirrtheitszustand, in dem die Schädeltraumen erfolgten, kann man ebenfalls als Ausdruck des cerebralen Gefäßprozesses ansehen. Die Annahme einer Thrombangiitis obliterans läßt sich natürlich nicht beweisen, da morphologische Untersuchungen fehlen. Sie hat aber doch eine ausreichende Wahrscheinlichkeit für sich. Daneben muß allerdings auch die Hirnarteriosklerose in die diagnostischen Erwägungen einbezogen werden. Drei Möglichkeiten der Hämatomentstehung sind somit denkbar:

1. Im Rahmen eines Verwirrtheitszustandes auf dem Boden eines cerebralen Gefäßprozesses, gleich welcher Art, kam es zu einem Schädeltrauma und danach entwickelte sich ein traumatisches subdurales Hämatom. Da neben den Symptomen des Hämatoms auch die des cerebralen Gefäßprozesses weiter bestanden, ist es erklärlich, daß die für das traumatische subdurale Hämatom zu fordernde zeitliche Abgrenzbarkeit der klinischen Erscheinungen vermißt wurde.

Auch der ungünstige Ausgang kann durch den Grundprozeß bedingt gewesen sein.

2. Bei den Kranken bestand eine — sehr frühzeitig aufgetretene — Hirnarteriosklerose. Das Nebeneinander von Hirnarteriosklerose und Pachymeningitis haemorrhagica interna ist nichts Ungewöhnliches. Man kann sich ohne weiteres vorstellen, daß dann, wenn hirnarteriosklerotische Veränderungen in relativ jungen Jahren bereits auftreten, auch die Gefäßerkrankung der Dura schon früh in Erscheinung tritt, daß also bei dem Patienten gleichzeitig eine Hirnarteriosklerose und eine Pachymeningitis haemorrhagica interna vorgelegen hat, auf deren Boden das Durahämatom entweder spontan oder nach Auslösung durch das Trauma entstanden ist.

3. Die Encephalomalacien sind auf dem Boden einer Thrombangiitis obliterans entstanden. Dann erhebt sich die Frage, ob auch bei diesem Gefäßleiden gleichzeitig Veränderungen der Duragefäße, ähnlich einer Pachymeningitis haemorrhagica, bestehen können, auf die sich die Blutung beziehen läßt. Über derartige Kombinationen von cerebraler Thrombangiitis obliterans und Gefäßerkrankung der Dura mit Blutungsbereitschaft liegen bisher keine Beobachtungen vor. Uns erscheint es deswegen gewagt, auf Grund dieser Einzelbeobachtung verallgemeinernde Schlüsse zu ziehen. Der Einzelfall ist aber auch gerade im Hinblick auf diese rein theoretisch äußerst interessante Möglichkeit der besonderen Beachtung wert.

**Fall 99:** Alt., Bernhard, 45 Jahre alt, Aufnahme: 27. 11. 1953, Aufn.-Nr. 1661/53.
Im September 1953 wegen radiculärer Reizsymptome bei Spondylosis auf einer orthopädischen Abteilung Periduralanaesthesie. Dabei Dura durchstochen, aber kein Novocain intradural injiziert. Kurz nach dem Eingriff starke Kopfschmerzen, die aber wieder abklangen. Am 31. 10. erneut das gleiche Krankenhaus aufgesucht mit Klagen über Benommenheit und Kopfschmerzen. Wegen auffälliger psychischer Veränderungen Verlegung in die Universitäts-Nervenklinik. Hier bei der Aufnahme ausgesprochen schläfrig. Klagen über sehr starke Kopfschmerzen, leichte Gangunsicherheit, darüber hinaus kein eindeutig pathologischer Befund bei der neurologischen Untersuchung. In der Folgezeit Zunahme der Schläfrigkeit, später auch Reflexe links lebhafter, Babinski links positiv. EEG: Gemischter $\alpha$-$\vartheta$-Rhythmus, der von bifrontal betonten $\delta$-Paroxysmen durchsetzt ist. Temporal häufiger Wechsel der $\delta$-Abläufe zwischen rechts und links. Unipolar leichte Rechtsbetonung der $\delta$-Aktivität. Liquor regelrecht. Am 17. 12. bei linksseitiger Angiographie Darstellung eines subduralen Hämatoms. Nach operativer Hämatomentleerung rasche Besserung. Bei einer Kontrollangiographie am 29. 12. Gehirn fast ganz der Schädelkalotte anliegend. 1955 teilte der Patient auf Anfrage mit, daß er noch gelegentlich an Kopfschmerzen leide, aber wieder voll arbeite.

Bei dem Kranken ist dem Alter nach auch eine Pachymeningitis haemorrhagica zu erwägen. Gegen diese Erkrankung kann vielleicht die verhältnismäßig lange Katamnese sprechen. Irgendein, die Blutung im Sinne des traumatischen subduralen Hämatoms auslösendes Ereignis liegt nicht vor. Wir haben auch erhebliche Bedenken, in einer Punktion des Lumbalsackes, wie sie hier den Krankheitserscheinungen vorausging, ein derartiges Ereignis zu sehen, wenngleich der zeitliche Zusammenhang sehr eng ist. Da jedoch in der Literatur verschiedene Beobachtungen von Durablutungen nach Eingriffen am Lumbalsack mitgeteilt sind, wollen wir auch auf diese — von uns nicht für sehr wahrscheinlich gehaltene — Möglichkeit hinweisen. Sowohl J. GERLACH (1949) als auch J. F. COONEY u. G. S. BAKER (1953) vermuten, daß die Druckverschiebungen innerhalb des Lumbalsackes, die bei solchen Eingriffen auftreten können, auch zu Gefäßeinrissen und somit zur subduralen Blutung führen können. Wie weit man ähnliches auch für die von H. STUTTE u. A. BROBEIL (1948) und R. G. ROBINSON (1957) mitgeteilten Fälle vermuten darf, möchten wir nicht entscheiden. Uns scheint, daß die Druckverschiebungen innerhalb des Lumbalsackes nur selten wirklich ein solches Ausmaß erreichen und so rasch erfolgen, daß eine Blutung erklärbar wird. Auch in solchen Fällen käme man unseres Erachtens aber ohne die Annahme eines zusätzlichen disponierenden Faktors, also in erster Linie einer Gefäßerkrankung oder einer erhöhten Blutungsbereitschaft der Dura, kaum aus.

**Fall 100:** Laf., Johann, 62 Jahre alt, Aufnahme: 7. 5. 1953, Aufn.-Nr. 591/53.

Seit Ende April 1953 Kopfschmerzen und zunehmende Apathie. In den letzten Tagen vor der Aufnahme fast dauernd geschlafen. Bei der Aufnahme am 7. 5. 1953 Stauungspapillen beiderseits, spastische Hemiparese rechts, Astasie und Abasie mit Fallneigung nach hinten. Wechselnd starke Bewußtseinstrübung. EEG: schwere Allgemeinveränderung, hochgespannte $\delta$-Abläufe über der ganzen linken Hemisphäre mit Betonung über dem Vorderhaupt. Auffälliger Wechsel zwischen irregulären $\delta$-Wellen und gruppenförmig auftretenden, langsamen Abläufen. Auf Grund des Hirnstrombildes Verdacht auf ein linksseitiges Hämatom mit extremer Massenverschiebung gegeben. Bei linksseitiger Angiographie Nachweis eines großen subduralen Hämatoms. Nach der Operation in der neurochirurgischen Klinik rasche Erholung. Bei einer Nachuntersuchung am 8. 6. keine Beschwerden mehr angegeben, neurologischer und psychiatrischer Befund regelrecht. Ebenso bei einer weiteren Nachuntersuchung am 29. 9. 1959 keine Klagen, normaler Befund.

Über diesen Patienten berichteten wir bereits 1957 (G. WOLF u. I. GERBERDING). Der Kranke konnte in der Zwischenzeit noch einmal nachuntersucht werden und war mehr als 6 Jahre nach der Operation immer noch beschwerdefrei. Das Krankheitsbild entspricht also dem Verlauf nach dem der traumatischen subduralen Blutung. Die Beschwerden lassen sich zeitlich genau abgrenzen. Sie setzten zweieinhalb Wochen vor der Krankenhausaufnahme ein, nahmen bis zur Operation zu und klangen nach der Operation vollständig ab. Nach der Operation traten keine Beschwerden mehr auf, zu Rezidiven ist es nicht gekommen. Will man an der Definition der Pachymeningitis haemorrhagica interna als eines chronisch progredienten Prozesses, wie sie auch K. H. LINK (1945) gibt, festhalten, so wird man das Krankheitsbild schwer einem derartigen Prozeß zuordnen können, wenngleich dem Alter des Patienten nach durchaus eine Pachymeningitis als Ursache der Blutung in Frage käme. Andererseits ist für eine traumatische Entstehung des Hämatoms gar kein Anhalt gegeben.

Zunächst drängt sich die Frage auf, ob nicht doch die Pachymeningitis haemorrhagica ein mehr stationäres Zustandsbild bieten kann und ob nicht in einem solchen Fall auch eine Durablutung als einmaliges Ereignis möglich ist. Nach den von den Pathologen, insbesondere wieder von K. H. LINK vorgelegten Beschreibungen der Duraveränderungen und ihrer verschiedenen Stadien, möchte man es jedoch eher für unwahrscheinlich halten, daß eine Pachymeningitis haemorrhagica interna, wenn sie bereits so weit fortgeschritten ist, daß sie schon einmal zu einem größeren Durahämatom geführt hat, nach Operation dieses Hämatoms jahrelang klinisch symptomlos bleiben kann.

Als andere Erklärungsmöglichkeit für das eigenartige Krankheitsbild möchten wir zur Diskussion stellen, ob nicht andere Gefäßveränderungen, die von der Pachymeningitis haemorrhagica unabhängig sind — in erster Linie ist hier an Gefäßmißbildungen zu denken —, spontan oder auf einen geringfügigen Anlaß hin, zur Blutungsquelle werden können. Man könnte sich vielleicht auch vorstellen, daß eine derartige Blutung aus einem besonders leicht zerreißlichen Gefäßabschnitt zu einem thrombotischen Verschluß dieses Gefäßstückes führt, wodurch spätere erneute Blutungen verhindert werden. Wie weit eine derartige Annahme auch für andere dem traumatischen subduralen Hämatom zugeordnete Fälle berechtigt ist, soll später noch erörtert werden.

**Fall 101:** Dr. Que., Erich, 64 Jahre alt, Aufnahme: 8. 8. 1953, Aufn.-Nr. 1050/53.

Seit einiger Zeit oft Kopfschmerzen, seit etwa 5 Monaten auffällig ruhiger geworden. Am 27. 7. 1953 abends heftige stechende Kopfschmerzen besonders rechts. Danach bewußtlos zusammengebrochen. In der gleichen Nacht komatös in ein Krankenhaus eingeliefert. Dort Lähmung der rechten Körperhälfte festgestellt. Am 29. 7. wieder völlig klar, Rückbildung der Lähmung. Am 7. 8. Auftreten einer Stauungspapille, am 8. 8. erneut zunehmende Bewußtseinstrübung. Deswegen Verlegung in die Universitäts-Nervenklinik. Hier bei der Aufnahme Stauungspapille besonders rechts. Mimische Facialisschwäche rechts, darüber hinaus keine sichere Parese, Babinski-Reflex beiderseits, rechts stärker als links sowie auch Saug- und Greifreflex doppelseitig auslösbar. Tiefe Bewußtseinstrübung. Nur gelegentlich Kopfwendung bei Anruf.

EEG: hochgespannte, häufig sehr steile $\delta$-Abläufe rechts, die nur mäßig von $\vartheta$- und $\alpha$-Wellen durchsetzt sind. Ausgeprägte Spannungsminderung rechts temporal. Auch über dem linken Vorderhaupt hochgespannte $\delta$-Wellen. Bei rechtsseitiger Angiographie Nachweis eines subduralen Hämatoms. Nach der Operation rasche Aufhellung des Bewußtseins. Anschließend noch ein etwa 10 Tage anhaltendes Korsakoff-Syndrom. Danach keine Bewußtseinsstörungen mehr, aber organisch gefärbte Euphorie. Bei einer Nachuntersuchung am 6. 2. 1956 keine Klagen mehr. Habe seine Arbeit als Chemiker am 16. 11. 1953 wieder aufgenommen und noch eine größere Publikation abgeschlossen. Deutlicher Hypertonus. Neurologischer Befund regelrecht, in psychischer Hinsicht etwas redselig, distanzlos. Wirkt abgebaut. Bei einer weiteren Nachuntersuchung am 15. 10. 1959 wiederum keine Klagen. Interner und neurologischer Befund regelrecht mit Ausnahme eines Bluthochdruckes (RR 170/100), in psychischer Hinsicht auffällig euphorisch und etwas kritikschwach.

Die beim vorigen Fall angestellten Erörterungen haben auch für diese Beobachtung Gültigkeit. Die zeitliche Abgrenzbarkeit des Krankheitsbildes ist hier aber nicht so eindeutig wie im Falle Laf. (Fall 100, Seite 75). Der Beginn der Beschwerden ist nicht genau bestimmbar. Er liegt sicher mehrere Monate vor der Krankenhausaufnahme. Das Krankheitsbild setzte ausgesprochen schleichend und unmerklich mit recht uncharakteristischen Erscheinungen ein und entsprach somit weitgehend dem Verlauf der Pachymeningitis haemorrhagica interna. Andererseits wäre es auch denkbar, daß die schon Monate vor der Krankenhausaufnahme aufgetretenen Kopfschmerzen und psychischen Störungen Ausdruck eines von der Durablutung unabhängigen krankhaften Prozesses, vielleicht einer Hirnarteriosklerose waren, wie wir sie auch im Hinblick auf den Befund bei den Nachuntersuchungen vermuten dürfen. Dann wäre ein plötzlicher Beginn der durch das Hämatom der harten Hirnhaut ausgelösten Beschwerden zu unterstellen und somit wieder die Frage aufzuwerfen, auf Grund welcher Gefäßveränderungen die einmalige Durablutung entstanden sein kann.

**Fall 102:** Hal., Karl, 55 Jahre alt, Aufnahme: 31. 5. 1957, Aufn.-Nr. 1394/57.

Am 8. 4. 1957 plötzlich aus voller Gesundheit heraus sehr heftige Kopfschmerzen. Anschließend Nackensteife, allmähliche Besserung. Am 23. 5. plötzlich umgefallen und an Armen und Beinen gekrampft. Bis zum Abend tief bewußtlos. In einer Privatklinik aufgenommen. Dort rechtsbetonte Pyramidenbahnzeichen. Ausgedehnte Netzhautblutungen bei verwaschenen Papillengrenzen. Liquor klar, 1/3 Zellen, normale Eiweißwerte. Allmählich Rückbildung der Bewußtseinstrübung. Bei der Aufnahme in der Universitäts-Nervenklinik am 31. 5. wieder tiefe Bewußtlosigkeit, die auf dem Transport von der in Süddeutschland gelegenen Privatklinik her aufgetreten sein soll. Rechte Pupille etwas weiter. Am Fundus ausgesprochene

Venenstauung und Papillenunschärfe, keine sicheren Paresen, Sehnenreflexe beiderseits ge-'
steigert, Trömnersches und Babinskisches Phänomen beiderseits auslösbar. In der Folgezeit
rascher Wechsel der Bewußtseinslage mit kurzen Zeiten tiefer Somnolenz und längeren Perioden guter Ansprechbarkeit.

EEG: Diskontinuierlicher Basisrhythmus von 4—6 Hz und bis zu 60 $\mu$V, der nur mäßig,
besonders links von niedrigen $\alpha$-Abläufen durchsetzt ist. Über dem Vorderhaupt annähernd
synchrone hochgespannte $\delta$-Wellen vorherrschend, die sich unter Amplitudenabfall mäßig auf
das Hinterhaupt ausbreiten. Über der rechten Temporalregion häufig Einstreuen von 1 Hz-
Wellen. Phasenumkehr rechts temporal. Bei Angiographie Nachweis eines ausgedehnten subduralen Hämatoms rechts, außerdem eines supraklinoidalen sackförmigen Aneurysmas der
rechten A. carotis interna. Auch links im Angiogramm sehr flaches subdurales Hämatom
erkennbar. Nach Hämatomentleerung in der neurochirurgischen Universitätsklinik rasche
Rückbildung der Ausfälle. Später dort auch direkte Operation des sackförmigen Basis-
aneurysmas. Bei Nachuntersuchung am 2. 10. 1959 Klagen über gelegentliche Kopfschmerzen
und ruckartige, unwillkürlich auftretende Kopfbewegungen. Zur Ergänzung der Anamnese
gab der Patient an, daß er bei Auftreten des ersten Blutungsschubes zusammengefallen und
mit dem Kopf gegen die Wand geschlagen sei. Zunächst sei er danach etwas „durcheinander"
gewesen, nach einem Tag sei es aber wieder besser geworden.

Neurologischer Befund: Sehnenreflexe links gesteigert, Babinski links positiv, psychogene
Hyperkinesen im Kopf-Halsbereich. In psychischer Hinsicht klagsam, mürrisch, offenbar
Rentenwünsche.

Über das gemeinsame Auftreten von Subarachnoidealblutungen aus sack-
förmigen Aneurysmen und subduralen Blutungen wurde bereits mehrfach be-
richtet, so von J. J. KEEGAN (1933), R. C. BASSETT u. L. J. LEMMEN (1953),
E. S. CLARK u. W. GOODDY (1953), E. CLARKE u. J. N. WALTON (1953), J. GOL-
DEN, G. L. ODOM u. B. WOODHALL (1953), D. PETIT-DUTAILLIS u. H. W. PITT-
MAN (1955), J. L. POPPEN (1955), H. LECHNER (1957), R. VIGOUROUX (1957),
U. BASSO (1958) und R. NORDLIE (1958). Sicher sind die in den aufgezählten
Publikationen angeführten Fälle bezüglich ihrer Genese nicht einheitlich.

Bei der Kombination von Subarachnoidealblutung und Durablutung läßt sich
an ein zufälliges Zusammentreffen denken, etwa in der Form, daß ein traumatisches subdurales Hämatom oder eine Durablutung bei Pachymeningitis haemorrhagica bei einem Aneurysmaträger auftritt und gleichzeitig — zufällig oder durch
die veränderten intrakraniellen Druckverhältnisse begünstigt — eine Blutung aus
dem sackförmigen Aneurysma erfolgt. Die Möglichkeit einer derartigen Kombination muß zwar grundsätzlich zugegeben werden, sie ist aber doch wohl als nicht
sehr wahrscheinlich anzusehen. Eine andere Form der zufälligen Kombination
scheint uns leichter vorstellbar, nämlich die, daß eine Durablutung, mit oder ohne
Durchbruch in den Subarachnoidealraum, traumatisch oder auf dem Boden einer
Pachymeningitis haemorrhagica auftritt und daß dann bei der Angiographie ein
sackförmiges Aneurysma gefunden wird, das aber nicht die Blutungsquelle darstellt. Wir möchten meinen, daß für die meisten der in der Literatur mitgeteilten
Fälle eine derartige Form des zufälligen Zusammentreffens angenommen werden
kann.

Die Kombination von Durablutung und Subarachnoidealblutung kann aber,
wenn tatsächlich eine Aneurysmablutung vorliegt, auch damit erklärt werden, daß
ein Sturz mit Kopfverletzung bei Eintritt oder als spätere Folge der Subarachnoidealblutung seinerseits eine traumatische Durablutung — vielleicht auch auf
dem Boden einer Pachymeningitis haemorrhagica interna — auslöst. Auch diese
Genese wird man bei einem Teil der im Schrifttum erwähnten Fälle unterstellen

dürfen. Schließlich kann sicher auch einmal eine von einem sackförmigen Aneurysma ausgehende Subarachnoidealblutung die Arachnoidea durchbrechen und so zu einer auch subdural gelegenen Blutansammlung führen. Einen derartigen Zusammenhang kann man aber unseres Erachtens nur annehmen, wenn das subdurale Hämatom wirklich auch in der Nähe des sackförmigen Aneurysmas gelegen ist. Zumeist muß man also eine basale Lage des Hämatoms erwarten. Bei den in der Literatur geschilderten Fällen finden sich nur selten Angaben, die eine derartige Nachbarschaft erkennen lassen. Lediglich J. GOLDEN, G. L. ODOM u. B. WOODHALL (1953) berichten, daß in vielen Fällen das Hämatom basal gelegen habe.

Bei unserem Patienten waren keine topographischen Beziehungen zwischen subduralem Hämatom und sackförmigem Aneurysma erkennbar. Man kann nicht annehmen, daß eine Blutung aus dem dargestellten Karotisaneurysma zu einem Hämatom an der für das traumatische subdurale Hämatom typischen Stelle über der Konvexität geführt haben soll. Vom Kranken wurde auch angegeben, daß er bei Eintritt der Subarachnoidealblutung gestürzt und mit dem Kopf aufgeschlagen sei. Ein zweites Schädeltrauma erlitt er vielleicht bei einem etwa 8 Wochen nach dem ersten Blutungsschub aufgetretenen hirnorganischen Anfall, in dem man aber auch schon ein Symptom der Durablutung sehen kann. Wir möchten somit annehmen, daß bei unserem Patienten, bei dem ja das klassische Bild der spontanen Subarachnoidealblutung bestand, eine durch die Subarachnoidealblutung bedingte Schädelverletzung zu einem traumatischen subduralen Hämatom geführt hat.

Die Kombination von subduralem Hämatom mit spontaner Subarachnoidealblutung aus sackförmigen Aneurysmen ist sicher sehr selten. Wir fanden sie nur einmal bei 102 Durablutungen und 230 spontanen Subarachnoidealblutungen. Nur in einem kleinen Teil der im Schrifttum niedergelegten Beobachtungen kann man unseres Erachtens eine echte Kombination im oben angeführten Sinne annehmen.

Die in unserer Sondergruppe zusammengestellten Beobachtungen sind recht uneinheitlich. Wohl nur bei dem letzten läßt sich mit einiger Sicherheit die Pathogenese der Durablutung angeben. Die übrigen zeigen, daß neben der Pachymeningitis haemorrhagica interna und der traumatischen Schädigung auch noch andersartige Veränderungen als Ursache der Durablutungen erwogen werden müssen und daß man mit der Alternative Trauma oder Pachymeningitis den Verhältnissen kaum gerecht werden kann.


# D. Ergebnisse

Die zu Beginn gestellte Frage, ob eine Trennung zwischen der Pachymeningitis haemorrhagica interna und dem traumatischen subduralen Hämatom, wie sie nach den Ergebnissen pathologisch anatomischer Untersuchungen vielfach vorgenommen wird, auch auf Grund klinischer Beobachtungen möglich sei und ob den beiden morphologischen Befunden zwei verschiedene, klar abgrenzbare klinische Krankheitsbilder entsprechen, läßt sich, wie unsere Erfahrungen zeigen, nicht mit einem glatten Ja oder Nein beantworten.

A priori ist schon zu erwarten, daß Hämatome an der Durainnenfläche sich nicht dadurch klinisch verschieden auswirken können, daß sie entweder intradural gelegen sind und vom Subduralspalt durch die dünne innerste Duralamelle getrennt werden oder dieser Duraschicht aufliegend und angeheftet zwar im Subduralraum liegen, von diesem aber praktisch wieder durch die innere Hämatommembran — ein Organisationsprodukt — getrennt werden. Diese nur bei mikroskopischer Betrachtung und auch dann unter Umständen nur sehr schwer feststellbaren Unterschiede können sich auf die klinischen Symptome nicht auswirken, die durch den in beiden Fällen in identischer Weise von außen her auf das Gehirn, die weichen Häute und die inneren und äußeren Liquorräume ausgeübten Druck zustande kommen. Ja, wie die Erfahrungen beim epiduralen Hämatom zeigen, wird eine wesentliche Änderung der klinischen Störungen auch nicht dadurch bewirkt, daß zwischen dem den Druck ausübenden Hämatom und den durch den Druck beeinträchtigten Organen die derbe Scheidewand der harten Hirnhaut liegt.

Wir müssen also nach Unterscheidungsmerkmalen außerhalb der das augenblickliche Krankheitsbild bestimmenden Symptome suchen und danach trachten, differentialdiagnostisch verwertbare Kriterien etwa in Verlaufsmerkmalen oder in zusätzlichen, nicht der Blutung selbst zuzurechnenden Störungen zu finden. Wiederum sei das Beispiel der in pathogenetischer Hinsicht besser geklärten epiduralen Blutung angeführt, die durch den raschen Verlauf mit kurzem Intervall und das vorausgehende, zu einer Schädelfraktur führende Trauma gekennzeichnet ist.

Bei Würdigung aller dieser Faktoren zeigt die genaue Analyse der von unseren Patienten gebotenen klinischen Erscheinungen, daß sich sehr wohl verschiedene Krankheitsbilder abgrenzen lassen. Die durch die klinischen Gegebenheiten bedingten Trennungslinien entsprechen nun aber nicht, oder nicht immer, auch den auf Grund der morphologischen Befunde zu vermutenden. Hierdurch ergeben sich weitere Schwierigkeiten, aber auch weitere Möglichkeiten pathogenetischer Deutung, wobei diese Deutungen zunächst im Stadium der Hypothese oder der Vermutung stehen bleiben müssen. Von der Klinik allein lassen sich die hier auftauchenden Fragen ebensowenig wie allein vom morphologischen Befund her lösen.

Eindeutig bestimmt ist zunächst die Form des akuten subduralen Hämatoms, das, wie wir im einzelnen ausführten, unter dem Bilde der schweren Hirnkontusion teilweise mit protrahiertem Verlauf und verzögertem Abklingen, teilweise mit stetiger Zunahme der Ausfälle, manchmal auch nach einer in Andeutungen erkennbaren ganz vorübergehenden Besserung — einem Intervall — verläuft. Schwierigkeiten in der Abgrenzung gegenüber der spontanen Blutung bei Pachymeningitis haemorrhagica interna bestehen nicht. Die Differentialdiagnose gegenüber der unkomplizierten und vor allem der durch ein sekundäres Hirnödem oder eine intracerebrale Blutung komplizierten Hirnkontusion ist dagegen oft nicht zu stellen. Die Entsprechung zwischen klinischem Verlauf und anatomischem Befund, wie er von L. Jores (1898), H. Laurent (1898), C. F. v. Vleuten (1898) und L. Jores u. H. Laurent (1901) beschrieben und später von A. v. Albertini (1941 u. 1942), K. H. Link (1945, 1950 u. 1958), G. Peters (1951), K. H. Link u. H. Schleussing (1955) und H. Spatz (1959) bestätigt wurde, ist vollkommen. Die von den genannten Autoren beschriebenen Rückbildungserscheinungen, die zu einer vollständigen Resorption des Hämatoms führen, sind auch im Hinblick auf den klinischen Verlauf anzunehmen. Die spontane Aufsaugung der — kleinen — Hämatome konnte bei mehreren unserer Fälle angiographisch nachgewiesen werden.

Klar umrissen ist weiterhin das Krankheitsbild der spontanen Durablutung auf dem Boden einer Pachymeningitis haemorrhagica interna. Die fast nur bei Menschen jenseits des 50. oder 60. Lebensjahres auftretenden Krankheitserscheinungen zeigen einen unmerklich schleichenden Verlauf. Der Beginn ist im allgemeinen auch annäherungsweise nicht zu bestimmen. Schubförmige Verschlechterungen kommen vor. Neben Kopfschmerzen und psychischen Störungen, die mehr dem Bilde der Demenz und Verwirrtheit als dem der einfachen Bewußtseinstrübung entsprechen, beherrschen im allgemeinen schlagartig — wie bei einer Encephalomalacie — einsetzende Ausfälle, vor allem in Form von Hemiparesen, das Bild. Oft auch sind die neurologischen Symptome weniger umschrieben. So können verwaschene Herdstörungen, Zeichen einer leichten, vielleicht doppelseitigen Pyramidenbahnläsion und auch extrapyramidale Symptome bestehen. Das Krankheitsbild entspricht dann mehr dem der multiplen Encephalomalacien bei allgemeiner Hirnarteriosklerose. Obduktionsbefunde lehren, daß auch praktisch immer neben der pachymeningitischen Blutung eine Hirnarteriosklerose mit entsprechenden Parenchymschäden vorliegt. Hier wird also die differentialdiagnostische Abgrenzung weitgehend durch die Symptome einer Begleitkrankheit ermöglicht, die man mit einigem Recht als eine obligatorische bezeichnen kann, da ihr ja parallelverlaufende Gefäßveränderungen zugrunde liegen. Die stetige, unaufhaltsame Progredienz entspricht dem Charakter der Gefäßerkrankung an der harten Hirnhaut und am Gehirn selbst. Der meist plötzliche, oft überraschend eintretende Tod ist Folge der Durablutung. Die Frage, ob die unkomplizierte Pachymeningitis ohne raumfordernde Blutung bereits das klinische Bild beeinflußt oder ob sie klinisch symptomlos verläuft, muß offen bleiben. Sicher lassen sich die vielleicht der unkomplizierten Pachymeningitis zuzuordnenden Störungen nicht von den dem cerebralen Gefäßprozeß entsprechenden trennen. Daß die Durablutung bei Pachymeningitis haemorrhagica sich seltener mit Erscheinungen einer cerebralen Massenblutung, wie in unserem Fall 95, als mit denen einer Encephalomalacie kombiniert, entspricht der größeren Häufigkeit der zuletzt genannten gefäßbedingten Schädigung.

Somit sind zweifellos zwei abgrenzbare und gut zu unterscheidende, den beiden Typen der morphologischen Veränderungen entsprechende Krankheitsbilder, das des akuten traumatischen subduralen Hämatoms und das der spontanen Blutung bei Pachymeningitis haemorrhagica zu erkennen. Dabei muß hervorgehoben werden, daß es gerade Begleitkrankheiten sind — nämlich einmal die schwere Hirnkontusion, zum anderen der cerebrale Gefäßprozeß —, die das Krankheitsbild formen und kennzeichnen.

Wenn trotz dieser guten Entsprechung zwischen Klinik und Morphologie die eingangs gestellte Frage nicht klar bejaht werden kann, so liegt dies daran, daß die große Vielfalt der klinischen Erscheinungen sich mit diesen beiden Krankheitsbildern allein nicht erfassen läßt. Gerade die Hauptgruppe, nämlich die der klinisch unter dem Bilde des raumfordernden intrakraniellen Prozesses verlaufenden Durablutungen, die das Interesse der Klinik in ganz besonderem Maße beanspruchen, läßt sich hier nicht einordnen. Diese Hauptgruppe ist auch, wie die mitgeteilten Fälle zeigen, in sich nicht einheitlich. Sie enthält zunächst Fälle, bei denen die traumatische Genese keinem Zweifel unterliegt und die durch ihren charakteristischen Verlauf gekennzeichnet sind. Dabei treten nach einem Trauma, das hinreichend schwer war, um zu Gefäßzerreißungen zu führen, klinische Ausfälle auf, die denen eines raumfordernden Prozesses entsprechen und insbesondere in Kopfschmerzen, Erbrechen, Bewußtseinstrübung und meist verwaschenen, gering ausgeprägten, manchmal aber auch deutlichen Herdzeichen bestehen. Der Beginn der Störungen läßt sich fast immer zeitlich ausreichend genau bestimmen. Die Operation führt zu einer dauernden Heilung. Die klinischen Erscheinungen sind also im Gegensatz zu denen der Pachymeningitis haemorrhagica zeitlich abgegrenzt und zeigen zudem — da Rezidive nie vorkommen — das Charakteristikum der Einmaligkeit.

Die Ausfälle entwickeln sich mit stetiger Progredienz oder auch in einem eigenartigen Auf und Ab, das als besonders kennzeichnend für die Durablutungen gelten kann und nach unseren Erfahrungen von großer diagnostischer Bedeutung ist. Zwischen die hämatombedingten Ausfälle und das Trauma ist eine symptomfreie oder symptomarme Periode geschaltet, das Intervall. Es ist charakteristisch für das klassische Krankheitsbild des traumatischen subduralen Hämatoms und stellt das in diagnostischer Hinsicht wichtigste Phänomen dar. Die Dauer des Intervalls kann verschieden sein. Oft ist es so lang, daß die Zeichen der direkten traumatischen Hirnschädigung vollständig abgeklungen sind, bevor die Symptome des subduralen Hämatoms auftreten. Die Tatsache, daß zwischen Trauma und Manifestierung des Hämatoms ein manchmal recht langer Zeitraum gelegen ist, berechtigt unseres Erachtens nicht zum Zweifel an dem Zusammenhang zwischen Trauma und Intervall. Wir glauben gezeigt zu haben, daß stufenlose Übergänge bestehen zwischen solchen Verläufen, bei denen der zeitliche Zusammenhang so eng ist, daß jeder Zweifel an der auch ursächlichen Beziehung sich von selbst verbietet und anderen mit größeren Zwischenräumen bis zu solchen mit langem freien Intervall. Manchmal lassen sich während des Intervalls Beschwerden oder auch objektiv erfaßbare Ausfälle erkennen, die vielfach als Brückensymptome bezeichnet werden. Wir sind der Auffassung, daß diese Störungen z. T. als abklingende direkte Hirntraumafolgen, z. T. als beginnende Symptome und Prodromi des subduralen Hämatoms aufzufassen sind. Dabei können die in ihrer Genese verschiedenen Symptome sich so gleichen und sich so durchflechten, daß eine Abgrenzung unmöglich wird. Die stufenlosen Übergänge zu immer längeren Intervallen, wie wir sie an unserem Beobachtungsgut aufzeigen konnten, machen bei sonst identischen Krankheitsbildern — wir sprechen jetzt nur von den Fällen mit hinreichend schweren Verletzungen — auch eine pathogenetische Zusammengehörigkeit überwiegend wahrscheinlich. Zweifel an der traumatischen Genese kommen gar nicht auf, wenn man die Fälle in der Reihenfolge betrachtet, in der sie im Vorstehenden aufgeführt wurden. Gerade unter der Annahme eines ursächlichen Zusammenhanges zwischen Trauma und Hämatom ist aber das Intervall ein schwer erklärbares Phänomen. Seine Genese stellt eines der Hauptprobleme der Lehre vom traumatischen subduralen Hämatom dar. Ein langsames Wachstum des Hämatoms wird meist als Erklärung dieses Intervalls angenommen. Dieses langsame Wachstum bedarf aber seinerseits der Erklärung. T. J. PUTNAM u. H. CUSHING (1925) und T. J. PUTNAM u. I. K. PUTNAM (1927) nehmen als Ursache einer Größenzunahme des Hämatoms venöse Sickerblutungen oder Nachblutungen aus einem größeren, anfänglich durch einen Thrombus verschlossenen Gefäß, vor allem aber Blutungen aus den neugebildeten Gefäßen im Organisationsgewebe an. Besondere Bedeutung möchten sie dabei den mit Mesothel ausgekleideten längsgestellten Hohlräumen im Granulationsgewebe zusprechen, die sie eingehend beschrieben haben. Diese Vorstellung des langsam durch immer neue Blutungen wachsenden Hämatoms entspricht ganz der, die man sich allgemein von der Genese des Hämatoms bei der Pachymeningitis haemorrhagica interna macht. Auch P. v. GEHUCHTEN u. P. MARTIN (1932), K. G. MCKENZIE (1932), E. S. GURDJIAN (1933), J. J. KEEGAN (1933), O. PEDERSEN (1935), T. LEARY (1939), K. LENGGENHAGER (1947), E. S. GURDJIAN u. J. WEBSTER (1948) und K. J. ZÜLCH (1950 u. 1957) nahmen an, daß sich das Hämatom durch Nachstrom von Blut langsam vergrößere, wobei teils venöse Sickerblutungen oder auch intermittierende venöse Blutungen, teils Blutungen aus dem neugebildeten Granulationsgewebe unterstellt werden. Ein Teil der genannten Autoren vermutet aber, daß Nachblutungen nicht die einzige Ursache eines Wachstums des Hämatoms seien.

W. J. GARDNER (1932 u. 1935) gab eine andere Erklärung für eine auch von ihm angenommene Größenzunahme des Hämatoms. Er vermutete, daß Hämatomkapsel und Arachnoidea als semipermeable Membran wirkten und daß entsprechend dem osmotischen Druckgefälle zwischen dem Liquor und dem im Hämatom enthaltenen Blut Flüssigkeit in das Hämatom einströme. W. J. GARDNER (1932) konnte auch in vitro nachweisen, daß ein rings von Liquor umgebenes gekapseltes Hämatom sich wirklich durch Flüssigkeitszunahme vergrößert. Im Tierversuch legte W. J. GARDNER (1932) bei Hunden blutgefüllte Cellophansäckchen in den Subduralraum ein und konnte auch dabei einen Liquoreinstrom in diese Cellophansäckchen aufzeigen. Dagegen gelang es ihm nicht, beim Hund durch Einführen von Blut in den Subduralraum ein wachsendes Hämatom zu erzeugen. Das Blut wurde immer vollständig resorbiert. Die Theorie W. J. GARDNERs erfuhr von zwei Seiten eine Erweiterung und Ergänzung. R. ZOLLINGER u. R. E. GROSS (1934) bemängelten, daß die Gardnerschen Überlegungen das ausgesprochen langsame Wachstum des subduralen Hämatoms nicht ausreichend erklärten. Ihrer Auffassung nach setzt ein erhebliches Hämatomwachstum erst dann ein, wenn im Zuge des Blutzerfalls im Hämatom hochmolekulare Verbindungen durch niedermolekulare Abbauprodukte ersetzt werden und damit der osmotische Druck innerhalb des Hämatoms erheblich zunimmt. R. ZOLLINGER u. R. E. GROSS (1934) stützen ebenfalls ihre These auf „in vitro"-Versuche. Sie nahmen an, daß die einströmende Flüssigkeit nicht wie W. J. GARDNER vermutet aus dem Liquor, sondern vor allem aus dem Blut stamme und durch die Gefäßwände im neugebildeten Granulationsgewebe in das Hämatom gelange. D. MUNRO (1934), D. MUNRO u. H. H. MERRIT (1936) und D. MUNRO (1942) meinten, daß ein primärer Liquorzustrom durch Arachnoideaverletzungen unabdingbare Voraussetzung eines weiteren Hämatomwachstums sei. Ihrer Ansicht nach werden die Hämatome, falls ein derartiger Liquorzustrom nicht erfolgt, nach der Gerinnung des Blutes vollständig resorbiert. Durch Liquorzustrom würde dagegen das Blut im Hämatom ungerinnbar gemacht, und somit ergäben sich erst die Voraussetzungen für ein osmotisches Wachstum des Hämatoms gemäß der Theorie W. J. GARDNERs. Die Autoren unterscheiden entsprechend der primären Liquorbeimengung zwischen soliden, gemischten und flüssigen Hämatomen. Als Stütze ihrer Vermutung führen sie an, daß bei frischen Hämatomen sehr oft Blutbeimengungen im Liquor gefunden würden und somit eine Arachnoideaverletzung als häufig unterstellt werden könne.

Liquorzustrom durch Arachnoideaverletzungen vermuten auch R. Thurel (1942), der ebenfalls dem Liquor gerinnungshemmende Wirkung zuschreiben möchte, H. C. Voris (1946) und J. A. Chavany u. J. Pecker (1952). Diese Autoren nehmen an, daß neben dem osmotischen Liquoreinstrom auch der direkte Liquorzufluß durch Arachnoideaverletzungen nach Art eines Ventilverschlusses zu einem langsamen Wachstum des Hämatoms führen könne.

Die Lehre von W. J. Gardner, R. Zollinger u. R. E. Gross und D. Munro u. H. H. Merrit ist fast allgemein übernommen worden. So wird sie etwa vertreten von H. Hanke (1939), T. Leary (1939), P. Heersema u. J. Freeman (1945), H. Krayenbühl u. G. Noto (1949), K. J. Zülch (1950), G. Lazorthes (1952), E. Christensen (1956), W. Dressler u. K. Albrecht (1957) und K. J. Zülch (1957). Ernsthafte Kritik an der Theorie eines Hämatomwachstums übte hingegen K. Lenggenhager (1947). Er wies darauf hin, daß gerade im späteren Zeitpunkt, also dann, wenn die Zunahme der klinischen Störungen auf ein besonders starkes Hämatomwachstum hinweise, die Membran bereits so dick sei, daß sie nicht mehr als semipermeabel gelten könne. In dem Auftreten von Blutpigment in Arachnoidea und Hirnrinde möchte er außerdem einen Hinweis darauf sehen, daß die Membran in den Anfangsstadien auch großen Molekülen einen Durchtritt vom Hämatom in den Liquorraum gestatte und daß schon deswegen die Annahme einer Semipermeabilität sich verbiete. Ein sekundäres Hämatomwachstum vermutet aber auch K. Lenggenhager, wobei er, wie bereits erwähnt, Nachblutungen aus neugebildeten Gefäßen annimmt, insbesondere aus Riesencapillaren, deren Entwicklung durch Toxine im zerfallenden Hämatomblut begünstigt werde.

Durch tierexperimentelle Untersuchungen konnte die Auffassung, daß das Hämatom langsam wachse, nicht unterbaut werden. Auf die Versuche W. J. Gardners wurde bereits eingegangen. Auch T. J. Putnam u. I. K. Putnam (1927), D. Pampari (1938) und E. Muntoni (1942) stellten im Tierversuch fest, daß subdural injiziertes Blut immer vollständig resorbiert werde. M. Zehnder (1937) und H. Hoff u. H. Tschabitscher (1953) kamen zu ähnlichen Ergebnissen, konnten aber abgekapselte flüssige Hämatome im Tierexperiment erzeugen, wenn sie vorher durch wiederholte Blutinjektionen zunächst einen Reizzustand und schließlich chronisch entzündliche Veränderungen an der Dura hervorgerufen hatten. E. Christensen (1941) beobachtete, daß das injizierte Blut bei gleichzeitiger Unterbindung der abführenden Venen nicht resorbiert wird. Hinweise auf ein sekundäres Hämatomwachstum lassen sich aber auch aus den zuletzt genannten Beobachtungen nicht entnehmen.

Die Lehre von einem sekundären Hämatomwachstum ist unter Hinweis auf pathologisch-anatomische Befunde stark kritisiert worden. Diese Kritik führte schließlich sogar zu einer völligen Ablehnung des Begriffes des traumatischen subduralen Hämatoms im Sinne der Klinik durch einige Autoren. P. A. Kunkel u. W. E. Dandy (1939) und G. H. Laudig, E. Browder, Jefferson u. R. A. Watson (1941) betonten, daß die Hämatommembran meist so kräftig sei, daß man sich schwer ein sekundäres Hämatomwachstum vorstellen könne. Vor allem nahmen aber A. v. Albertini (1941 u. 1942), K. H. Link (1945 u. 1950), G. Peters

(1951), K. H. LINK u. H. SCHLEUSSING (1955) und K. H. LINK (1958) gegen die These einer sekundären Größenzunahme des Hämatoms Stellung. Sie konnten durch gründliche anatomische Untersuchungen nachweisen, daß die morphologischen Veränderungen beim subduralen Hämatom — wie auch schon L. JORES (1898), H. LAURENT (1898), C. F. v. VLEUTHEN (1898) und L. JORES u. H. LAURENT (1901) festgestellt hatten — immer regressiver Natur seien und nie eine Progredienz erkennen ließen. G. PETERS (1951) war in der Lage, aufzuzeigen, daß das Gewebe der Hämatommembran und das Organisationsgewebe innerhalb des Hämatoms auf Grund seines histologischen Bildes als ebenso alt angesehen werden müsse wie das Hämatom selbst und daß die Hämatommembran sich in ihrer gesamten Ausdehnung bereits sehr früh bilde, schon zu einer Zeit, bevor progrediente klinische Erscheinungen einsetzten.

Die von den genannten Autoren mitgeteilten Untersuchungsergebnisse sind unseres Erachtens so überzeugend, daß man ihrer Auffassung, das traumatische subdurale Hämatom führe nie zu fortschreitenden anatomischen Veränderungen an der Dura oder im Subduralraum, unbedingt beipflichten muß. Wenn jedoch K. H. LINK (1945, 1950 u. 1958) und K. H. LINK u. H. SCHLEUSSING (1955) hieraus den Schluß ziehen, immer dann, wenn progrediente klinische Erscheinungen aufträten, sei ein subdurales Hämatom traumatischer Genese auszuschließen und eine pachymeningitische Durablutung anzunehmen, so können wir dieser Schlußfolgerung nicht beipflichten. Eine Gleichsetzung von klinischer Progredienz mit Zunahme auch der morphologischen Veränderungen, wie sie die genannten Autoren offenbar vornehmen, ist sicher unzulässig. Eine derartige Parallele darf gerade beim Zentralnervensystem und seinen Gefäßen nicht gezogen werden. Unterstellt man sie, so läuft man Gefahr, Trugschlüsse zu ziehen.

Als Beispiel sei darauf verwiesen, daß etwa bei der Hirnarteriosklerose flüchtige, gefäßbedingte Ausfälle auftreten können, ohne daß am Zustand der Hirngefäße selbst sich irgend etwas ändert und ohne daß auch Veränderungen am Hirnparenchym eintreten müßten. Gerade die Meinung, daß den flüchtigen klinischen Ausfällen passagere morphologische Veränderungen entsprechen müßten, hat zu der mittlerweile ausreichend widerlegten Lehre vom Spasmus cerebraler Gefäße geführt, die die Forschung auf dem Gebiet der cerebralen Gefäßerkrankungen lange gehemmt hat.

Für die Erkenntnis des Wesens, der Pathogenese und auch der Syndromgenese des subduralen Hämatoms scheint uns die These, daß ein Fortschreiten klinischer Symptome bei gleichbleibenden oder sogar regressiven morphologischen Befunden nicht möglich sei, ebenso hemmend zu sein wie die Lehre von einem sekundären Hämatomwachstum.

Auch eine andere in diesem Zusammenhang von K. H. LINK und K. H. LINK u. H. SCHLEUSSING vertretene Meinung scheint uns nicht hinreichend begründet, nämlich die, daß das in den Subduralraum ergossene Blut rasch gerinne und nie über längere Zeit flüssig bleibe. M. ZEHNDER (1946 u. 1947) hat sich ausführlich mit dem Verhalten des Blutes innerhalb größerer Hämatome befaßt und konnte im Tierversuch nachweisen, daß das Blut zunächst gerinnt und daß dann fibrinolytische Vorgänge einsetzen, die zu einer Wiederverflüssigung des nun fibrinfreien und damit ungerinnbaren Blutes führen. J. JÜRGENS (1959) hat kürzlich die Vorgänge bei der Fibrinolyse auf Grund neuerer Erkenntnisse übersichtlich dargestellt.

Nun ist es allgemein bekannt, daß in alten subduralen Hämatomen gar kein „Blut" gefunden wird, sondern ein fibrinfreies, ungerinnbares, wieder verflüssigtes Blutzerfallsprodukt. M. Zehnder hat auch dies im einzelnen nachweisen können. K. H. Link und K. H. Link u. H. Schleussing ist also wiederum nur teilweise beizustimmen, insofern, als ein Flüssig*bleiben* von Blut innerhalb des Subduralraumes über einen längeren Zeitraum tatsächlich nicht vorkommt und daß sich das Schicksal eines Hämatoms im Subduralraum nicht von dem eines Hämatoms an irgendeiner anderen Körperstelle unterscheidet. Durch die Untersuchungen M. Zehnders wird aber die bereits lange bekannte Tatsache erneut auch experimentell unterbaut, daß bei größeren Hämatomen, gleichgültig ob sie im Subduralraum oder an einer anderen Körperstelle gelegen sind, immer eine Wiederverflüssigung des geronnenen Blutes durch fibrinolytische Vorgänge erfolgt und daß das dann resultierende flüssige Blutzerfallsprodukt nur schwer organisiert und resorbiert werden kann. Die von K. H. Link u. H. Schleussing vorgetragene These bedarf somit insofern der Einschränkung, als aus ihr nicht gefolgert werden kann, wie die beiden Autoren es tun, daß der Inhalt alter — und gerade alter — Hämatome nicht längere Zeit nach ihrer Entstehung noch, oder besser gesagt wieder flüssig sein kann.

Man geht wohl nicht fehl in der Annahme, daß die Frage, ob eine Wiederverflüssigung eintritt, nur davon abhängt, ob das Hämatom klein genug ist, um in der Zeit vor Einsetzen der Fibrinolyse, nach M. Zehnder sind dies die ersten 8 bis 9 Tage, ausreichend organisiert zu werden. Ist das vorübergehend geronnene Hämatom nicht weitgehend von Organisationsgewebe durchwachsen, so wird durch die Wiederverflüssigung die weitere Organisation und Resorption erheblich erschwert oder unmöglich gemacht. Auch die Hypothese, daß Liquorbeimengungen erforderlich seien, um das Hämatom ungerinnbar zu machen, erweist sich unter Berücksichtigung der gesetzmäßig auftretenden fibrinolytischen Vorgänge in größeren Hämatomen als unbegründet. Ja, die Vermutung, daß der Liquor eine gerinnungshemmende Wirkung habe, ist sogar als unzutreffend abzulehnen. Im Gegenteil kommt dem Liquor, wie aus den Untersuchungen V. Kafkas (1955) hervorgeht, gerinnungsaktivierende Wirkung zu.

Wenn man nun ein sekundäres Hämatomwachstum auf Grund der anatomischen Befunde nicht annehmen kann, so sind auch alle bisher angeführten Versuche, das freie Intervall zu deuten, so bestechend sie auch im einzelnen sein mögen, abzulehnen. Als einzige Möglichkeit der Erklärung bleibt unseres Erachtens die bereits im Jahre 1914 von W. Trotter gegebene Deutung, daß bei gleichbleibender Hämatomgröße der Druck dieses Hämatoms vom Hirn eine bestimmte Zeit ertragen werden könne, daß es dann aber zu Dekompensationserscheinungen seitens des Gehirns komme, die nach Auffassung W. Trotters ihrerseits durch sekundäre Hirndurchblutungsstörungen und durch Ödembildung begünstigt würden. Auch P. A. Kunkel u. W. E. Dandy (1939), G. H. Laudig, E. Browder, Jefferson u. R. A. Watson (1941) und vor allem G. Peters (1951) vertraten diese Auffassung, die G. Peters im Vergleich anatomischer und klinischer Beobachtungen zu erhärten suchte. Daß Hirndurchblutungsstörungen beim subduralen Hämatom ebenso wie bei anderen raumfordernden intrakraniellen Prozessen vorkommen, wurde von K. Albrecht u. W. Dressler (1955), W. Dressler u. K. Albrecht (1957, J. Gerlach (1957), W. Schiefer (1957) und W. Tönnis u. W. Schiefer (1959) bei serienangiographischen Untersuchungen gezeigt. H. A. Shenkin (1948) konnte unter Anwendung der von S. S. Kety u. C. F. Schmidt (1945 u. 1948) angegebenen Methode eine verringerte Hirndurchblutung nach Operation subduraler Hämatome nachweisen. Ödembildungen im Zusammenhang mit subduralen Hämatomen fanden J. Browder (1943), G. Peters (1951) und J. Browder, H. A. Kaplan, A. W. Cook u. A. M. Rabiner (1956) bei anatomischen Untersuchungen. G. Wolf u. I. Gerberding (1957) wiesen auf Volumenvermehrung des Gehirns im angiographischen Bild hin.

Unsere ausführlich mitgeteilten klinischen Befunde passen gut zu der Annahme einer Entstehung des freien Intervalls und der später einsetzenden Progredienz klinischer Erscheinungen durch anfängliche Kompensation des vom Hämatom ausgeübten Druckes und spätere Dekompensation des Gehirns. In einigen Fällen ist der Verlauf so, daß sogar nur diese Annahme ihn erklären kann. Die langsame Progredienz der Ausfälle, wie wir sie von stetig wachsenden raumfordernden Prozessen, also vor allem von Tumoren her kennen, wird beim subduralen Hämatom oft vermißt. Das Auf und Ab klinischer Erscheinungen, der rasche Wechsel im Grade der Bewußtseinstrübung und das oft schlagartige Auftreten schwerer Ausfälle legen die bestimmende Mitwirkung rückbildungsfähiger und rasch sich entwickelnder Störungen, also in erster Linie von Beeinträchtigungen des Kreislaufes und auch des Flüssigkeitstransportes, nahe. Bei Besprechung der einzelnen Krankheitsbilder haben wir auf die in dieser Hinsicht bedeutungsvollen Verlaufseigentümlichkeiten hingewiesen.

Es geht unserer Meinung nach nicht an, eine wechselnde Ausprägung klinischer Symptome mit Volumenschwankungen des Hämatoms zu erklären. Gerade wenn man von einem Wachstum auf osmotischer Grundlage ausgeht, ist ein Wiederkleinerwerden des Hämatoms schlechterdings unvorstellbar. Aber auch bei Annahme einer Größenzunahme durch Nachblutungen oder direkten Liquorzustrom läßt sich eine zeitweise Hämatomverkleinerung nicht verständlich machen. Vor allem aber ist das rasche Tempo, mit dem Ausfälle auftreten und wieder verschwinden können, mit derartigen Vorstellungen unvereinbar. Es zwingt zu der Annahme zusätzlicher, natürlich ihrerseits letztlich wieder auf den Hirndruck zurückzuführender Faktoren, wie sie in der Form von Durchblutungsstörungen und örtlichem oder allgemeinem Ödem ohne weiteres unterstellt werden können und zu der Verlaufsart sehr gut passen.

Die Annahme einer sekundären Dekompensation findet in unseren klinischen Beobachtungen noch eine weitere Stütze. Wir denken hier an Fälle, bei denen ein zweites schädigendes Ereignis, eine starke körperliche Anstrengung oder auch ein Trauma, das nicht den Kopf betroffen hat, diese Dekompensation herbeiführte und das Ende des Intervalls bewirkte. Auch auf diese eigenartigen Verläufe haben wir bei der Darstellung unserer Beobachtungen verwiesen. Wir sind auch bereits im Jahre 1957 (G. Wolf u. I. Gerberding) ausführlich auf die sich hier ergebenden Probleme eingegangen. Unsere klinischen Erfahrungen sprechen somit dafür, daß subdurale Hämatome über längere Zeit bestehen können, ohne zu gröberen Ausfällen zu führen und daß dann erst sekundär, vielleicht nach einer zusätzlichen Belastung, eine Dekompensation der cerebralen Funktionen eintritt. Ein langsames Hämatomwachstum wird durch unsere Beobachtungen unwahrscheinlich gemacht.

Zur Stütze dieser Auffassung der Intervallgenese sei noch auf eine tierexperimentelle Beobachtung verwiesen, die bisher bei der Erörterung der Probleme des subduralen Hämatoms noch nie Berücksichtigung fand, wohl weil sie unter ganz anderen Fragestellungen durchgeführt wurde. W. SORGO (1939) injizierte Katzen Paraffin subdural in der Parietalregion, also an der für das subdurale Hämatom des Menschen typischen Stelle. Dieser Versuch ist unseres Erachtens einer der wenigen, der als Modell für das menschliche Durahämatom gelten kann, da bei allen anderen Tierexperimenten, bei denen Blut injiziert wurde, das Blut — wie wir bereits dargestellt haben — immer vollständig resorbiert wurde. W. SORGO beobachtete nun, daß bei den Katzen sofort nach dem Eingriff deutliche Störungen auftraten, meist in Form von Manegebewegungen, die Stunden bis Tage anhielten, daß sich danach die Tiere über längere Zeit in jeder Hinsicht völlig wie normale und gesunde Tiere verhielten und daß schließlich nach einem wechselnd langen Intervall erneut schwere Ausfälle auftraten. Die Versuche beweisen, daß ein intervallärer Verlauf bei gleichbleibend großem subdural gelegenem raumfordernden Prozeß möglich ist und lassen nur die — auch auf Grund unserer klinischen Beobachtungen für das menschliche subdurale Hämatom naheliegende — Deutung einer anfänglichen Kompensation des intrakraniellen Druckes und eines späteren Zusammenbrechens der Ausgleichvorgänge zu.

Somit erscheinen uns alle sich vielleicht aus der Tatsache eines zeitlichen Abstandes, eines Intervalls, zwischen Trauma und Auftreten der Symptome seitens des Hämatoms ergebende Argumente gegen die Annahme eines ursächlichen Zusammenhangs zwischen Verletzung und Durablutung hinreichend entkräftet zu sein sowohl durch die anatomischen Befunde als auch durch die klinischen Beobachtungen und durch tierexperimentelle Erfahrungen. Die klinischen Beobachtungen stützen die auf Grund anatomischer Befunde sich ergebende Vermutung, daß ein Wachstum des Hämatoms nicht erfolge, die Progredienz des klinischen Bildes steht aber auch keinesfalls in Widerspruch zu dieser Vermutung.

Wir halten es auf Grund dieser Überlegungen und auch im Hinblick auf die aufgezeigten stufenlosen Übergänge zwischen Fällen mit engem zeitlichem Zusammenhang zwischen Trauma und Manifestation des Hämatoms und solchen mit ausgesprochen langem Intervall für berechtigt, der Gruppe der akuten traumatischen subduralen Hämatome nach schwerem Schädeltrauma, die unter dem klinischen Bild der komplizierten oder unkomplizierten Hirnkontusion verlaufen und der Gruppe der spontanen Durablutungen bei Pachymeningitis haemorrhagica interna, die im klinischen Bild dem der cerebralen Gefäßerkrankung nahestehen, als dritte Gruppe die der traumatischen subduralen Blutung nach hinreichend schwerer Schädelverletzung gegenüberzustellen, bei denen klinische Erscheinungen entsprechend einem raumfordernden intrakraniellen Prozeß erst nach wechselnd langem zeitlichen Abstand vom Trauma auftreten.

Nicht bei allen unserer Fälle subduraler Hämatome mit zeitlich abgegrenztem Verlauf und dem klinischen Bilde des raumfordernden Prozesses liegt nun ein Trauma vor, das man von vornherein als ausreichend bezeichnen würde, um zu intrakraniellen Gefäßzerreißungen zu führen. Bei der Darstellung dieser Fälle haben wir bereits darauf hingewiesen, daß die — oft erst nachträglich vom Patienten angegebenen — Traumen manchmal außergewöhnlich leicht waren, daß aber besonders bei Jugendlichen, bei denen eine spontane Blutung auf dem Boden einer Pachymeningitis haemorrhagica ungewöhnlich wäre, häufig nach derartigen Bagatelltraumen subdurale Hämatome beobachtet wurden. Über die Pathogenese gerade dieser Fälle können vorläufig nur Vermutungen geäußert werden. Wir erwähnten schon, daß K. H. LINK und K. H. LINK u. H. SCHLEUSSING die ursächliche Bedeutung von Traumen für alle diese Fälle in Abrede stellen, glauben aber auch klargestellt zu haben, daß die von diesen Autoren geäußerte Auffassung, hier läge immer eine Pachymeningitis haemorrhagica interna zugrunde, nicht mit unseren klinischen Beobachtungen in Einklang zu bringen ist. Bei der Besprechung der einzelnen Fälle führten wir auch schon aus, daß der postoperative Verlauf, insbesondere das Fehlen von Rezidiven eine chronisch progrediente Duraerkrankung als Ursache ausschließen läßt.

Wenn man somit auch eine spontane Durablutung bei Pachymeningitis ablehnen wird, so ist doch andererseits die Annahme einer *rein* traumatischen Genese ebenfalls unbefriedigend. Die Seltenheit von Durablutungen nach solchen Bagatelltraumen weist darauf hin, daß ganz besondere Umstände walten müssen, damit nach einer leichten Schädelverletzung ein subdurales Hämatom entsteht. Die Vermutung eines zusätzlichen disponierenden Faktors ist naheliegend. Für einen solchen disponierenden Faktor spricht auch die eigenartige Bevorzugung des männlichen Geschlechtes, die, wie G. WOLF u. I. GERBERDING (1957) nachwiesen, nicht allein durch eine erhöhte Traumaexposition erklärt werden kann und die auch an dem jetzt ausgewerteten Beobachtungsgut wieder sehr deutlich erkennbar ist. Da bei unseren Fällen von Pachymeningitis haemorrhagica diese Bevorzugung nicht in gleicher Weise besteht, können wir auch in der Pachymeningitis haemorrhagica den disponierenden Faktor zum wenigsten für die Mehrzahl der Fälle nicht sehen.

Verschiedentlich wurde auch erörtert, ob andersartige durch das Trauma ausgelöste oder unabhängig von der Verletzung, vielleicht auch infolge einer zusätzlichen Noxe aufgetretene Störungen für die Entstehung der Hämatome verantwortlich seien.

Von verschiedenen Autoren wird vermutet, daß auch der chronische Alkoholismus das Auftreten von Durablutungen begünstige. Dabei wird im allgemeinen angenommen, daß der Alkoholismus für die Entwicklung einer Pachymeningitis haemorrhagica von Bedeutung sei.

Bei 12 unserer Patienten konnten wir erfahren, daß sie sich das der Durablutung vorausgehende Trauma in einem Alkoholrausch zugezogen hatten. Immer handelte es sich dabei um schwere Schädelverletzungen und meistens um akute subdurale Hämatome ohne freies Intervall. Bei unseren Patienten mit gesicherter Pachymeningitis haemorrhagica interna waren dagegen nie Hinweise auf das Vorliegen eines Alkoholismus gegeben. Wir möchten aus diesem Grunde in Übereinstimmung mit G. FRIEDMANN, E. SCHMIDT-WITTKAMP u. W. WALTER (1959) vermuten, daß der Alkoholismus deswegen so oft in der Vorgeschichte von Patienten mit Durablutungen zu finden ist, weil im Alkoholrausch die Traumagefährdung eine höhere ist. Andere Beziehungen zwischen Alkoholismus und Durablutungen oder auch Pachymeningitis haemorrhagica scheinen uns bisher noch nicht ausreichend gesichert zu sein.

H. CAIRNS (1935) machte darauf aufmerksam, daß sich beim subduralen Hämatom oft eine Schrumpfung des Hirns feststellen lasse. Der Subduralraum sei nicht selten auch auf der dem Hämatom gegenüberliegenden Seite ungewöhnlich

„geräumig", das Hirn bis zu 1 cm von der Dura entfernt. Entsprechend sei eine
Erniedrigung des Liquordruckes festzustellen, der oft negative Werte erreichte.
H. CAIRNS vermutet, daß ein primärer Liquorunterdruck vielleicht infolge einer
Liquorsekretionsstörung für die Entstehung subduraler Hämatome von Bedeutung
sei. Als Stütze seiner Auffassung führt er auch an, daß beim subduralen Hämatom
nur selten eine Stauungspapille gefunden werde. Eine ähnliche Anschauung trug
C. VINCENT (1937) vor, der einen primären Hirnkollaps ursächliche Bedeutung für
das subdurale Hämatom zuspricht. C. VINCENT (1937) geht davon aus, daß sich
oft nach Operation eines subduralen Hämatoms ein Hirnkollaps in der Form
beobachten lasse, daß das Hirn sich auch nach Hämatomentleerung nicht wieder
ausdehne. H. WOLFF (1942), der der Bedeutung des verminderten Liquordruckes
eine Monographie widmete, führte ebenfalls aus, daß beim subduralen Hämatom
der Liquordruck sehr oft erniedrigt sei. Diese Erniedrigung des Liquordruckes
sieht H. WOLFF als Traumafolge an und betrachtete sie als ein Bindeglied zwischen
Hirntrauma und subduralem Hämatom. Normalerweise sei der Liquordruck höher
als der Venendruck. Komme es zu einer Gefäßverletzung, so könne deswegen
kein Blut aus der verletzten Vene austreten. Erst wenn der Liquordruck post-
traumatisch herabgesetzt sei, erfolge eine Blutung und zwar nicht als raumbeengende, sondern als raumfüllende Blutung. Auch die oft encephalographisch
darstellbare Verbreiterung der Subarachnoidealfurchen weise auf einen Liquorunterdruck hin. In der Tatsache, daß subdurale Hämatome und Hygrome nur
bei Menschen und bei Tieren in aufrechter Körperhaltung vorkämen, glauben
H. WOLFF u. E. BUES (1957) einen Beweis ihrer Theorie zu sehen.

Die Theorie von einem intrakraniellen Unterdruck als Ursache subduraler Hämatome wurde immer wieder aufgegriffen. J. GERLACH (1949 u. 1957) sieht in
Liquorverlust, magelnder Liquorproduktion und vor allem in posttraumatischen
Zirkulationsstörungen die Ursache dieses Liquorunterdruckes. Auch K. ALBRECHT
u. W. DRESSLER (1955), K. HOLUB (1955), W. BETTAG (1957), W. DRESSLER u.
K. ALBRECHT (1957), A. LATERZA u. A. RICCIO (1958) und J. QUANDT (1959) sind
ähnlicher Meinung. Französische Autoren sprechen mit C. VINCENT (1937) lieber
von einem primären Hirnkollaps als von einem erniedrigten Liquordruck. J. LE
BEAU u. R. HOUDART (1947) machen eine Kompression der Hirnschenkel durch
eine Temporallappenhernie für diesen Hirnkollaps verantwortlich und erklären die
Temporallappenhernie mit einem flüchtigen posttraumatischen Ödem. J. PAILLAS
u. G. PIGANIOL (1950), J. GUILLEAUME u. D. ŒCONOMOS (1951), G. LAZORTHES,
J. GÉRAUD u. H. ANDUZE (1951), G. LAZORTHES (1952) und J. A. CHAVANY,
B. PERTUISET u. B. WEIL (1953) vertreten die Auffassung, daß Austrocknungs-
vorgänge und Störungen im Flüssigkeitshaushalt Ursache des primären Hirnkollapses seien. Die Autoren weisen darauf hin, daß das Hirn beim subduralen
Hämatom eine eigenartig trockene Beschaffenheit aufweise und daß auch Zeichen
des Wasserverlustes an der Haut bei Kranken mit subduralem Hämatom oft
gefunden werden könnten. Sie berichten ferner über Patienten, bei denen im
Anschluß an starke Insolationen oder ausgedehnte Verbrennungen subdurale Hämatome beobachtet werden konnten. Gerade auf Grund dieser Erfahrungen
möchten sie für spontan, ohne vorheriges Trauma auftretende Hämatome dem
primären Hirnkollaps eine wesentliche Bedeutung zusprechen und letztlich in
Wasserhaushaltstörungen die Ursache der Hämatome sehen.

In diesem Zusammenhang verdienen die von F. GIRARD (1955), L. FINBERG (1959) und L. FINBERG, C. LUTARELL u. H. REDD (1959) durchgeführten Tierexperimente besonderer Erwähnung. Ausgehend von der Beobachtung, daß beim subduralen Hämatom der Säuglinge oft eine Hypernaträmie zu finden sei, injizierten die Autoren hypertonische (20%) Kochsalzlösung intraperitoneal. Die Tiere gingen unter Zeichen schwerer cerebraler Störungen zugrunde, und es konnten neben Blutungen in andere Körperhöhlen auch ausgedehnte subdurale Blutungen beobachtet werden. Ähnliche Ergebnisse erzielte J. A. CAMPBELL (1959) durch Injektion von Glyzerin bei Mäusen.

Gegen die Experimente ist einzuwenden, daß sie ungewöhnlich schwere Eingriffe darstellen, die sich kaum auf physiologische oder auch pathologisch-physiologische Vorgänge übertragen lassen. Zweifellos führen die vorgenommenen Injektionen zu ganz extremen Störungen des Wasserhaushaltes und wohl auch zu straken Flüssigkeitsverschiebungen, die vielleicht auch einen Hirnkollaps auszulösen vermögen. Daneben ist aber zu bedenken, daß auch toxische Schädigungen resultieren müssen, die sich in einer erhöhten Blutungsneigung und in Blutaustritten nicht nur in den Subduralraum äußern. Immerhin scheint uns die Theorie von Wasserhaushaltsstörungen als Ursache oder auch als auslösender Faktor bei „spontan" auftretenden subduralen Hämatomen der weiteren Nachprüfung und weiteren Untersuchungen wert. Darüber hinaus vermag aber die Annahme eines primären Liquorunterdruckes oder eines primären Hirnkollapses beim subduralen Hämatom unseres Erachtens nicht ganz zu überzeugen. Wir konnten bei keinem unserer Patienten irgendwelche Hinweise auf einen herabgesetzten Liquordruck finden. Aus der Tatsache, daß das Gehirn sich auch nach Hämatomentleerung oft nur schlecht entfaltet, auf einen primären Hirnkollaps zu schließen, halten wir für verfehlt. Die Frage des erniedrigten Liquordruckes ist auch deswegen sehr schwer zu beurteilen, weil die Liquordruckmessung rein methodisch als sehr unzuverlässig zu bezeichnen ist. Wirklich gültige und verbindliche absolute Werte zu gewinnen, ist mit der üblichen Technik der lumbalen oder zisternalen Druckmessung nicht möglich. Unabhängig von dieser, vor allem aus dem Methodischen sich ergebenden Kritik halten auch wir es aber für durchaus möglich, daß intrakranielle Druckschwankungen für die Entstehung des subduralen Hämatoms eine Bedeutung erlangen können.

Erschwert wird die Beantwortung der Frage nach der Bedeutung des Traumas und der zusätzlich zu vermutenden disponierenden Faktoren vor allem auch dadurch, daß über die Blutungsquelle beim subduralen Hämatom nichts Verbindliches ausgesagt werden kann. Wir halten es aber nicht für unwahrscheinlich, daß gerade hier der Schlüssel zu manchem der aufgezeigten Probleme liegt.

Beim akuten subduralen Hämatom stammt die Blutung zweifellos meist aus Kontusionsherden, aus Verletzungen der weichen Häute oder, wie G. PETERS (1950) hervorhob, auch aus verletzten subendothelialen Duragefäßen. Bei intervallär auftretenden Hämatomen kommen diese Blutungsquellen sicher ebenfalls in Betracht. Gerade beim intervallär auftretenden sogenannten chronischen Hämatom sind aber die Aussichten, die Blutungsquelle nachzuweisen, von vornherein besonders ungünstig, da im allgemeinen damit gerechnet werden muß, daß sich in der seit dem Trauma verflossenen Zeit das verletzte Gefäß bereits wieder verschlossen hat. Dementsprechend liegen auch nur wenige Mitteilungen über den

bioptischen oder autoptischen Nachweis des blutenden Gefäßes vor. So konnte
etwa C. W. RAND (1927), B. M. VANCE (1950) und W. KRAULAND (1956)* Verletzungen von Piagefäßen, J. J. KEEGAN (1933) den Ausriß einer Vene aus dem
Sinus sagitalis nachweisen. C. HENSCHEN (1912) und W. TROTTER (1914) vermuteten, daß Einrisse der den Subduralraum querenden großen Hirnvenen in der Mehrzahl der Fälle den subduralen Hämatomen zugrunde lägen. Derartige Einrisse
erfolgen ihrer Meinung nach besonders leicht bei Traumen, die den Schädel in
sagitaler Richtung treffen und somit eine Dislokation des Gehirns gegenüber der
Schädelkapsel und den an dieser fixierten Sinus hervorrufen. Bei Gewalteinwirkung in anderer Richtung würden gröbere Verschiebungen durch die Falx cerebri
verhindert. Der Auffassung dieser Autoren schlossen sich auch T. J. PUTNAM u.
H. CUSHING (1925), H. HANKE (1939), H. SPATZ (1941), K. LENGGENHAGER (1947),
G. R. HOFFMANN (1948), H. KRAYENBÜHL u. G. NOTO (1949) und viele andere an.

Derartige Gefäßverletzungen wird man aber bei gesunden Gefäßen nur unterstellen dürfen, wenn eine erhebliche Gewalteinwirkung stattgefunden hat. Das
Auftreten von subduralen Hämatomen nach Bagatelltraumen läßt sich nur schwer
mit Verletzungen normaler Gefäße durch diese geringfügigen Traumen erklären.
Somit ergibt sich zwangsläufig die Frage, ob Gefäßanomalien und örtliche Gefäß-
wandschwächen an den Gefäßen der Dura und des Subduralraumes vorkommen,
wodurch diese — dann leicht verletzlichen — Gefäße auch nach geringfügigen
Gewalteinwirkungen zur Quelle größerer Blutungen werden können. Wiederum
wird auch hier zunächst die Pachymeningitis haemorrhagica interna angeführt
werden müssen als eine typische Erkrankung der Duragefäße, so wies H. SPATZ
(1950) darauf hin, daß bei Vorliegen einer Pachymeningitis haemorrhagica bereits ein leichtes Traumen eine Blutung auslösen könne. Warum wir für einen
großen Teil der vorstehend mitgeteilten Fälle eine pachymeningitische Blutung
ablehnen müssen, wurde bereits mehrfach ausführlich erörtert. Der Haupt-
grund für die Ablehnung der Pachymeningitis als Ursache der zeitlich abgrenzbaren, nicht rezidivierenden Durablutungen ist — um es nochmals zu wieder-
holen — darin zu sehen, daß die Pachymeningitis nach Ansicht der Pathologen
eine chronisch progrediente Erkrankung darstellt. Lediglich H. J. ZEHLER (1936)
und P. HEILMANN (1938) vertreten den Standpunkt, daß die als Pachymeningitis
haemorrhagica bezeichneten Gefäßwucherungen an der Durainnenfläche den Charakter von Hamartomen hätten. Wäre das zutreffend, dann könnte man sich sehr
wohl vorstellen, daß geringfügige Traumen, vielleicht auch andersartige Schädigungen, zu Blutungen aus diesen Gefäßmißbildungen führen können. Weiterhin
ist es auch denkbar, daß im Anschluß an die Blutung thrombotische Vorgänge
innerhalb des Hamartoms einsetzen, die dieses mehr oder weniger aus dem Kreis-
lauf ausschalten und somit eine Art Selbstheilung darstellen, die das Auftreten
von Rezidiven verhindert.

H. J. ZEHLER (1936) und P. HEILMANN (1938) stehen aber mit ihrer Meinung
vereinzelt da. Wie weit die Auffassung berechtigt ist, wagen wir von uns aus nicht
zu entscheiden. Sicher wird die Vorstellung von Gefäßmißbildungen der Dura als
Ursache subduraler Blutungen den klinischen Erfahrungen eher gerecht als die

---

* *Anmerkung bei Korrektur:*
Die Monographie W. KRAULANDS über die Blutungsquellen beim subduralen Hämatom (1960)
lag bei Abfassung dieser Arbeit noch nicht vor.

einer fortschreitenden proliferativen Gefäßerkrankung. Immerhin wird man auch ein ähnliches pathogenetisches Zusammenwirken von Trauma und Gefäßveränderung, wie es vorstehend unter Berücksichtigung der Hypothese H. J. ZEHLERS rein theoretisch erörtert wurde, bei der Pachymeningitis haemorrhagica im engeren Sinne gelegentlich unterstellen dürfen. Bei einigen unserer Fälle mit zeitlich abgegrenztem Durahämatom konnte das Bestehen einer Pachymeningitis haemorrhagica nachgewiesen werden. Wir haben diese Beobachtungen unter das Krankheitsbild der Pachymeningitis haemorrhagica eingeordnet, wenngleich sie — wie aus der Zusammenstellung ohne weiteres ersichtlich ist — klinisch dem Bild des traumatischen subduralen Hämatoms eher entsprechen als dem der spontanen Durablutung bei Pachymeningitis haemorrhagica. In diesen Fällen muß man annehmen, daß die pachymeningitischen Veränderungen wohl noch nicht so ausgeprägt waren, daß sie zwangsläufig zu spontanen Blutungen führten und daß die durch das Trauma ausgelöste Blutung ein weiteres Fortschreiten der Gefäßerkrankung — vielleicht entsprechend den vorhin entwickelten Überlegungen — verhinderte. Als weiteren Versuch, die fehlende Progredienz der Störungen in derartigen Fällen zu erklären, möchten wir die Möglichkeit anführen, daß bei den traumatisch ausgelösten pachymeningitischen Blutungen vielleicht das Trauma einen Einriß der innersten Duraschichten bewirkt und die Blutung dann nicht intradural, sondern subdural erfolgt. Durch das subdurale Hämatom würden aber nicht, wie es bei der intraduralen Blutung der Fall ist, weitere Gefäßräume eröffnet, das Hämatom könnte im Gegenteil zu einer Kompression der proliferierten Gefäße und damit vielleicht auch zu ihrer Obliteration und zu einer wenigstens temporären Hemmung des pachymeningitischen Prozesses und seiner Folgen führen. Die Beobachtungen machen es wahrscheinlich, daß bei traumatisch ausgelösten Durablutungen auch die Pachymeningitis haemorrhagica gelegentlich den disponierenden Faktor — entsprechend unseren Ausführungen — darstellen kann.

Im Jahre 1889 teilte MITTENZWEIG mit, daß er bei einem subduralen Hämatom autoptisch eine abnorm verlaufende Vene als Blutungsquelle nachweisen konnte. Die Vene querte den Subduralraum nicht wie üblich in unmittelbarer Nähe des Sinus sagittalis, um direkt in diesen einzumünden, sondern sprang etwa 4 cm lateral des Sinus unmittelbar von der Hirnoberfläche und der Pia mater aus auf die Durainnenfläche über. Sie verlief dann weiter entlang der Dura in Richtung auf den Sinus, in den sie schließlich einmündete. Das Gefäß war durchtrennt an der Stelle, wo es den Subduralraum querte. Beide Stümpfe waren thrombotisch verschlossen. MITTENZWEIG untersuchte nun 200 Duren Erwachsener auf das Vorkommen derartiger abnorm inserierender Venen und fand sie in 59 Fällen. Leider geht aus seiner Mitteilung nicht hervor, ob es sich bei diesen 59 Fällen um Männer oder Frauen gehandelt hat. Bemerkenswert und besonders hervorzuheben ist, daß MITTENZWEIG bei Säuglingen immer solche im Bereich der Konvexität direkt von der weichen zur harten Hirnhaut überspringende Venen fand. Er nahm an, daß diese Venen im Verlauf des späteren Lebens obliterieren und nur ausnahmsweise in Form der beschriebenen abnormen Duravenen bestehen bleiben.

Diese Arbeit MITTENZWEIGS fand, wohl weil zur Zeit ihres Erscheinens die Auffassung von der nichttraumatischen Entstehung duraler Blutungen herrschende Lehrmeinung war, nur wenig Beachtung. Erst T. LEARY (1939) geht auf die Untersuchungen MITTENZWEIGS, die er auf Grund eigener Beobachtungen bestätigte, ausführlich ein. Er konnte zusätzlich nachweisen, daß die Wand dieser von ihm als Brückenvenen bezeichneten Gefäße abnorm dünn ist und daß ihr sowohl die Elastica als auch die Muscularis fehlt. Im späteren Schrifttum findet sich nur noch bei N. GELLERSTEDT (1956) eine Erwähnung dieser von MITTENZWEIG und LEARY beschriebenen Gefäße. Diese offenbar nicht ganz seltene Venenanomalie, für die wir die Bezeichnung „Mittenzweigsche Venen" vorschlagen möchten, scheint uns alle Voraussetzungen zu erfüllen, die nach den klinischen Beobachtungen für die Blutungsquelle der subduralen Hämatome nach Bagatelltraumen zu fordern sind. Sie sind ihrem anatomischen Bau nach leicht verletzlich. Durch ihren Verlauf sind sie zudem besonders exponiert und es ist durchaus vorstellbar, daß diese Gefäße schon bei leichten Verschiebungen zwischen Hirn und Dura zerreißen, falls die Verschiebung senkrecht zu ihrer Verlaufsrichtung erfolgt. Dabei spielen vielleicht auch weitere Umstände wie der jeweilige Füllungszustand dieser und der anderen Venen und der vom Hirn und den Liquorräumen ausgeübte Druck eine zusätzliche Rolle. So liegt die Annahme nahe, daß Gewalteinwirkungen weniger bedeutungsvoll sind und nur zu geringen Verschiebungen führen, wenn sie zufällig mit der Systole der cerebralen Pulswelle zusammentreffen, da durch den in diesem Augenblick höheren Liquordruck die weichen Häute stärker gegen die Dura gepresst werden als im Zustand der Diastole.

Die Mittenzweigschen Untersuchungen passen auch gut zu der Erfahrung, daß subdurale Hämatome im Säuglingsalter besonders haufig sind. Da MITTENZWEIG bei Säuglingen fast immer derartige, beim Erwachsenen als abnorm zu bezeichnende Venen fand, liegt es nahe, eine Beziehung zwischen dem häufigen Auftreten dieser Venen bei Säuglingen und der Häufigkeit des subduralen Hämatoms im Säuglings- und Kleinkindesalter zu sehen und in diesen Venen die Blutungsquelle zu vermuten. Auch die Beobachtung, daß es gerade Jugendliche sind, bei denen äußerst geringfügige Traumen zu subduralen Hämatomen führen, ordnet sich hier fast zwanglos ein.

Wir möchten somit vermuten, daß abnorm verlaufende und abnorm gebaute Gefäße im Bereich der Dura und des Subduralraums bei ihrem Träger eine Prädisposition für das traumatische subdurale Hämatom schaffen. Offen lassen möchten wir, ob die Mittenzweigschen Venen die einzige Form von Gefäßanomalien und Gefäßveränderungen an der Dura darstellen, die als disponierender Faktor für die Entstehung subduraler Blutungen Bedeutung erlangen können. Insbesondere drängt sich hier die Frage auf, wie weit atherosklerotische Gefäßwandveränderungen auch zu einer geringeren mechanischen Festigkeit und damit einer erhöhten Verletzbarkeit normaler Gefäße führen können. Schon O. HUGUENIN (1876) beschrieb an den großen Hirnvenen offenbar altersbedingte Veränderungen, die unmittelbar vor Einmündung dieser Gefäße in die Sinus besonders stark ausgeprägt waren und dort zu sinusartigen oder fast varicös wirkenden Erweiterungen führten. Durch derartige Beobachtungen könnte die Zunahme subduraler Hämatome in höherem Lebensalter verständlich gemacht werden. Diese Zunahme ist aber sicher auch durch die im allgemeinen erst im späteren Alter auftretende Pachymeningitis haemorrhagica zu erklären, die, wie wir ausgeführt haben, ebenfalls als prädisponierender Faktor bei dem Zustandekommen traumatischer Durablutungen eine Rolle spielen kann.

Abschließend muß darauf hingewiesen werden, daß die vorstehend gegebenen Deutungsversuche nur den Charakter von Hypothesen haben. Wir glauben, daß wir von einer Lösung der Probleme noch weit entfernt sind, möchten aber doch meinen, daß vielleicht eine Weiterverfolgung der oben ausgesprochenen Vermutungen uns der Lösung näher bringen kann, besonders, da uns scheint, daß die entwickelten Gedankengänge sowohl mit den klinischen als auch mit den anatomischen Befunden gut in Einklang zu bringen sind. Wir glauben, in ihnen eine Deutungsmöglichkeit zu sehen für die weitere auf Grund unserer klinischen Beobachtungen aufzustellende Gruppe, nämlich die der besonders häufig bei Jugendlichen nach geringfügigen Traumen auftretenden subduralen Hämatome mit zeitlich abgegrenztem Verlauf und dem klinischen Bild des raumfordernden intrakraniellen Prozesses. Wir halten es dabei für möglich, daß genetische Beziehungen bestehen zu klinisch gleichartig verlaufenden Krankheitsbildern ohne vorhergehendes Trauma.

Gerade unsere klinischen Erfahrungen sprechen ja dafür, daß neben subduralen Blutungen, für deren Entwicklung ein Trauma eine Rolle zu spielen scheint, auch solche vorkommen, bei denen kein Trauma nachweisbar ist. Über derartige spontan aufgetretene subdurale Hämatome, wie wir sie auch in unserem eigenen Krankengut finden, berichten auch H. HANKE (1939), M. FELD (1947), H. KRAYEN-BÜHL u. G. NOTO (1949), M. SCOTT (1949), J. PAILLAS u. G. PIGANIOL (1950), D. PETIT-DUTAILLIS, R. MESSIMY, J. PECKER u. P. NAMIN (1953), J. A. CHAVANY, B. PERTUISET, B. WEIL u. D. HAGENMULLER (1954), R. NORDLIE (1958) und J. PECKER, A. JAVALET u. J. TUSET (1958).

Die Frage, wie derartige subdurale Blutungen zustandekommen, ist oft erörtert worden. Von vielen Autoren wird dabei vermutet, daß vom Patienten nicht bemerkte Verletzungen die Ursache der Blutungen seien, eine unseres Erachtens nicht ganz befriedigende Erklärung.

Daß auch intrakranielle Druckerniedrigungen und starke Wasserhaushaltsstörungen in diesem Zusammenhang als ursächliche Faktoren angeführt werden, wurde bereits dargestellt.

Als weitere Störungen, die unabhängig von Traumen oder auch zusammen mit Verletzungen zu subduralen Hämatomen führen können, erwähnen C. HENSCHEN (1930) und H. HANKE (1939) hämorrhagische Diathesen. M. NATHANSON, H. CRAVIETO u. B. COHEN (1958) beobachteten ein subdurales Hämatom, das während einer Dicumaroltherapie auftrat. Unter unseren eigenen Beobachtungen findet sich kein entsprechender Fall. Wir möchten auch auf Grund der in der Literatur niedergelegten Erfahrungen annehmen, daß hämorrhagische Diathesen nur selten für die Entstehung subduraler Blutungen bedeutungsvoll sind.

Daneben werden andere Theorien zur Erklärung spontan auftretender Durablutungen nicht erörtert. Die immer wieder zu findende Ansicht, daß Avitaminosen und Alkoholismus hier bedeutungsvoll seien, bezieht sich nur auf die Entstehung der Pachymeningitis haemorrhagica und geht vor allem auf die Untersuchungen J. KREMIANSKYS (1868) zurück. In jüngerer Zeit wurde sie von A. SUTER (1947), J. PAILLAS u. G. PIGANIOL (1950), G. LAZORTHES (1952) und J. PECKER, A. JAVALET u. J. TUSET (1958) vertreten.

Die Möglichkeit, daß Gefäßanomalien von der Art, wie sie oben erörtert wurden, auch Anlaß spontaner Blutungen sein können, wie wir dies von den sackförmigen Aneurysmen der Hirnbasisarterien und auch von den arteriovenösen Angiomen her kennen, ist unserer Meinung nach weiterhin in diesem Zusammenhang zu erwägen.

Sie würde das Auftreten spontaner subduraler Blutungen, die ihrem Verlauf nach nicht der Pachymeningitis haemorrhagica zugeordnet werden können, vielleicht am einfachsten erklären und gleichzeitig erlauben, wenigstens für einen Teil dieser Blutungen eine ähnliche Pathogenese anzunehmen wie für die traumatisch bedingten.

Die Pathogenese der „spontan" auftretenden und nicht der Pachymeningitis haemorrhagica zuzuordnenden Durablutungen, der letzten auf Grund unserer Beobachtungen aufzustellenden Gruppe, bleibt darüber hinaus aber weitgehend unklar. Wie wir bereits bei der Besprechung der als Sondergruppe zusammengefaßten Fälle ausführten, wird man hier vielleicht recht verschiedenartige ursächliche und pathogenetische Faktoren annehmen müssen, wobei unserer Meinung nach die Möglichkeit spontaner Blutungen aus Gefäßmißbildungen auch berücksichtigt werden muß.

Wir glauben im Vorstehenden dargelegt zu haben, daß das subdurale Hämatom sowohl auf Grund der klinischen Beobachtungen als auch unter Berücksichtigung der anatomischen Befunde nicht als einheitliches Krankheitsbild angesprochen werden kann. Die Unterteilung in verschiedene Gruppen, nämlich das akute traumatische subdurale Hämatom unter dem Bilde der schweren Hirnkontusion einerseits, das intervallär verlaufende, als raumfordernder Prozeß imponierende subdurale Hämatom andererseits, das sowohl nach hinreichend schweren als auch nach ausgesprochen geringfügigen Traumen auftreten kann und schließlich das bezüglich der klinischen Erscheinungen gleichartige Hämatom ohne vorhergehendes Trauma, ist gerade auch im Hinblick auf die für diese Gruppen zu vermutende unterschiedliche Pathogenese berechtigt. Abzutrennen ist von diesen Krankheitsbildern das der Pachymeningitis haemorrhagica interna, die zu spontanen Durablutungen führen kann. Überschneidungen zwischen beiden Prozessen sind insofern gegeben, als die Pachymeningitis haemorrhagica einen bestimmenden Faktor auch für die Entstehung von Durablutungen nach Traumen darstellen kann, die in diesem Fall aber klinisch unter dem Bilde des traumatischen subduralen Hämatoms verlaufen. Viele Fragen sind noch offen. Wir möchten aber annehmen, daß durch der klinischen Fragestellung angepaßte und von ihr ausgehende anatomische und tierexperimentelle Untersuchungen auch diese Fragen einer Lösung zugeführt werden können. Auf Grund klinischer Beobachtungen allein sind sie nicht zu klären. Andererseits werden auch anatomische und experimentelle Untersuchungen wertlos, wenn aus ihnen Schlüsse gezogen werden, die die klinischen Erfahrungen völlig außer acht lassen und die an der klinischen Fragestellung vorbeigehen.

# E. Versicherungsrechtliche Fragen

Die Schwierigkeiten, die das Krankheitsbild der Blutung an der Durainnenfläche hinsichtlich der versicherungsrechtlichen Beurteilung bietet, sind nach dem bisher Ausgeführten ohne weiteres verständlich.

Unterscheiden müssen wir hierbei zwischen den Problemen, die sich bei der Beurteilung von Zusammenhangsfragen ergeben und solchen, die hinsichtlich der Einschätzung von Dauerfolgen entstehen.

Unsere Stellung zur Frage des Zusammenhangs zwischen subduralem Hämatom und Unfall haben wir ausführlich dargestellt. Wir glauben, daß man entsprechend den oben aufgestellten pathogenetisch verschiedenartig zu beurteilenden klinischen Gruppen jeweils auch im Gutachten die Zusammenhangsfrage unterschiedlich beantworten muß. In allen Fällen akuter subduraler Hämatome — ohne Intervall — nach schwerem Schädeltrauma ist der Zusammenhang voll zu bejahen. Auch in den Fällen der Gruppe intervallär auftretender Hämatome nach schweren und mittelschweren Verletzungen scheint uns der Zusammenhang in versicherungsrechtlicher Hinsicht eindeutig gegeben zu sein. Sehr viel schwieriger wird die Entscheidung dann, wenn die Durablutung nach einem ausgesprochenen Bagatelltrauma auftritt. Wir stehen auf dem Standpunkt, daß in diesen Fällen disponierende, anlagemäßig bedingte Faktoren mit von Bedeutung sind. Da wir diese Faktoren aber bisher zu wenig kennen und sie vor allem auch bezüglich des Ausmaßes, in dem sie das Krankheitsbild beeinflussen, nicht abschätzen können und da wir allenfalls vermuten, aber nicht in einem einzigen Fall mit Sicherheit beweisen können, daß diese endogenen Faktoren auch von sich aus zu einer Blutung führen können, müssen wir auch bei derartigen Krankheitsbildern das Trauma als „conditio sine qua non" für die Entstehung der Blutung ansehen. Von Fall zu Fall wird man dabei entscheiden müssen, ob man einen ursächlichen Zusammenhang im Sinne der Entstehung oder eine einmalige richtunggebende Verschlimmerung annehmen will.

Ähnliche Überlegungen gelten in Hinblick auf die traumatisch ausgelöste Durablutung bei Pachymeningitis haemorrhagica interna. Hier kennen wir aber den disponierenden Faktor und wissen auch, daß er von sich aus zur Blutung führen kann. Somit scheint es in diesen Fällen gerechtfertigt, lediglich eine einmalige nicht richtunggebende Verschlimmerung durch das Trauma anzunehmen. Diese Einstellung ist auch im Hinblick auf eine eventuelle später auftretende Zunahme der Störungen gerechtfertigt. Wissen wir doch, daß das traumatische subdurale Hämatom nach operativer Behandlung nie wieder zu progredienten Erscheinungen führt und daß nach Traumen auftretende Hämatome bei Pachymeningitis haemorrhagica interna ein ähnliches Verhalten zeigen, wenn dem Trauma eine echte auslösende Bedeutung zukommt. Sekundäre Verschlechterungen nach der Operation wird man in jedem Falle der Grundkrankheit zuschreiben müssen. Entsprechend muß man immer dann, wenn das Krankheitsbild durch die Operation nicht beeinflußt wurde und das Leiden unaufhaltsam fortschreitet, bei der Beurteilung des Zusammenhangs mit einem vorausgegangenen Trauma äußerste Zurückhaltung wahren und man wird gut tun, derartige Fälle als Spontanblutung bei Pachymeningitis haemorrhagica aufzufassen. Sorgfältig ist auch in jedem derartigen Fall danach zu fahnden, ob die Störungen nicht bereits vor dem Unfall bestanden haben und ob nicht der Unfall eine Folge der Durablutung war. Daß auch dann eine spontane Durablutung bei Pachymeningitis haemorrhagica angenommen werden muß, versteht sich von selbst.

Die Dauer des Intervalls ist bei der Beurteilung im Entschädigungsverfahren ebenfalls zu berücksichtigen. Genaue Grenzen für die Intervalldauer lassen sich nicht angeben. Nach unseren eigenen Erfahrungen, die mit den in der Literatur niedergelegten übereinstimmen, sind aber Intervalle mit einer Dauer von mehr als 6 bis allenfalls 12 Monaten ausgesprochen selten. Nur wenn zwingende Gründe vorliegen, sollte man bei so langem Intervall einen Unfallzusammenhang annehmen. Sind ein mehr als 6 Monate zurückliegendes Trauma und zusätzlich eine später erfolgte Verletzung bekannt, so ist unbedingt die zuletzt aufgetretene Gewalteinwirkung als Ursache anzusehen. Dabei ist die Schwere der jeweiligen Traumen unseres Erachtens von untergeordneter Bedeutung gegenüber dem zeitlichen Abstand zur Manifestation des Hämatoms.

Dafür, daß neben Traumen auch noch andersartige äußere Einwirkungen in der Lage sind, subdurale Hämatome auszulösen, fehlen bisher überzeugende Beweise. Wir wiesen darauf hin, daß in diesem Zusammenhang besonders auch Insolationsfolgen immer wieder genannt werden. Wenn man auch die Möglichkeit, daß solche Schädigungen zu einem subduralen Hämatom führen können, vielleicht nicht ganz ablehnen kann, so wird man doch den Zusammenhang in den einzelnen Fällen kaum je als wahrscheinlich und wohl nie als überwiegend wahrscheinlich im versicherungsrechtlichen Sinne anerkennen können.

Unsere katamnestischen Untersuchungen zeigen, daß das subdurale Hämatom nur in Ausnahmefällen zu schweren, die Arbeitsfähigkeit beeinträchtigenden Dauerfolgen führt. Gelegentlich wird in Gutachten die Auffassung geäußert, daß das Bestehen eines subduralen Hämatoms von sich aus die Annahme einer Hirnkontusion oder einer tiefergreifenden traumatischen Hirnschädigung rechtfertige. Diese Meinung ist weder im Hinblick auf den Entstehungsmodus des subduralen Hämatoms noch mit Rücksicht auf üblicherweise auftretende Folgen vertretbar. Das Bestehen eines subduralen Hämatoms ist durchaus mit der Annahme eines Commotionssyndroms vereinbar. Menschen, die ein traumatisches subdurales Hämatom durchgemacht haben, nur deswegen etwa als „Hirnverletzte" zu bezeichnen, geht nicht an. Die Beurteilung der Dauerfolgen muß in jedem Falle als freie Einschätzung erfolgen. Dabei ist auch wieder zu berücksichtigen, daß immer dann, wenn eine Progredienz der Beschwerden behauptet wird oder eine Verschlechterung des objektiven Befundes nachgewiesen werden kann, die Diagnose des traumatischen subduralen Hämatoms überprüft werden muß und die Frage zu stellen ist, ob nicht allein aus dieser Verschlechterung heraus die Annahme einer traumaunabhängigen Pachymeninigitis haemorrhagica erforderlich wird.

# F. Zusammenfassung

Nach Würdigung der im Schrifttum zu findenden Darstellungen zur Genese der Krankheitsbilder der Pachymeningitis haemorrhagica interna und des traumatischen subduralen Hämatoms wird über eigene Erfahrungen bei 102 Kranken mit Blutungen an der Durainnenfläche berichtet. Dabei wird der Versuch unternommen, auf Grund klinischer Gegebenheiten zur Frage der Pathogenese der Blutung in jedem einzelnen Fall Stellung zu nehmen.

Bei 20 Kranken, bei denen die klinischen Erscheinungen unmittelbar nach einem schweren Schädeltrauma mit Hirnkontusion einsetzten, wurde diese Schädelverletzung auch als Ursache der Durablutung angesehen. Es wurde vermutet, daß bei einem Teil dieser in die Gruppe der akuten traumatischen subduralen Hämatome eingeordneten Fälle die Blutung für den klinischen Verlauf bedeutungslos war, weil sie nicht zu einer Raumbeengung geführt hatte. Bei einem anderen Teil der Fälle bestimmte aber wohl auch die subdurale Blutung die klinischen Symptome, wobei sich dann in den entsprechenden Krankheitsbildern Erscheinungen der schweren Hirnkontusion und solche des subduralen Hämatoms durchflechten.

Mit einer derartigen Durchflechtung von abklingenden direkten Hirntraumafolgen und zunehmenden Symptomen des subduralen Hämatoms werden auch vorübergehende Besserungen erklärt, wie sie besonders ausgeprägt in Form des „freien Intervalls" bei den 46 Fällen auftreten, die der Gruppe der chronischen traumatischen subduralen Hämatome zugeordnet wurden. Die Ähnlichkeit des Verlaufes bei subduralen Hämatomen mit Intervall und solchen ohne oder mit nur angedeutetem Intervall wurde dabei hervorgehoben.

In jedem Fall versuchten wir zu prüfen, ob eine vom Trauma unabhängige Entstehung der Durablutung angenommen werden könne. Als Kriterien, die gegen eine Hämatombildung auf dem Boden einer chronisch progredienten Duraerkrankung nach Art der Pachymeningitis haemorrhagica interna sprechen, möchten wir neben dem Lebensalter der Patienten vor allem den Krankheitsverlauf ansehen. Führt die Durablutung zu zeitlich gut abgrenzbaren Erscheinungen im Anschluß an eine Verletzung, war der Kranke bis zu dieser Verletzung beschwerdefrei und traten nach Operation des Hämatoms keine weiteren progredienten Störungen mehr auf, so scheint uns ein derartiger Verlauf mit der Annahme einer Pachymeningitis haemorrhagica interna unvereinbar. Gerade bei den 19 Kranken, bei denen dieser Duraprozeß nachgewiesen werden konnte und bei denen die Blutung meistens spontan aufgetreten war, ließ sich fast immer ein schleichender, fast unmerklicher Beginn der klinischen Störungen nachweisen. Auch durch operative Maßnahmen war das Fortschreiten der Ausfälle dabei im allgemeinen nicht aufzuhalten.

Nicht immer konnte die Zuordnung zum traumatischen subduralen Hämatom oder zur Pachymeningitis haemorrhagica interna eindeutig getroffen werden. Bei 12 Patienten mußte die Differentialdiagnose offen bleiben, bei weiteren 5 war eine ungewöhnliche Genese anzunehmen, die weder eine Zuordnung zur Pachymeningitis haemorrhagica interna noch zum subduralen Hämatom im üblichen Sinne erlaubte.

Die Frage, wie das Zustandekommen des freien Intervalls beim chronischen traumatischen subduralen Hämatom zu erklären sei, wurde ausführlich erörtert. Zu den zur Deutung dieses Phänomens früher aufgestellten und z. T. auch heute noch vertretenen Theorien und Hypothesen wurde Stellung genommen. Dabei versuchten wir, die Ergebnisse der gerade in den letzten Jahren durchgeführten anatomischen Untersuchungen in Einklang zu bringen mit tierexperimentellen Befunden, wie sie in der Literatur niedergelegt sind und auch mit unseren klinischen Beobachtungen. Die Annahme eines sekundären Hämatomwachstums — sei es durch Nachblutungen, durch Liquorbeimengung oder durch osmotischen Flüssigkeitszustrom — hat unserer Meinung nach wenig Wahrscheinlichkeit für sich. Sie kann den oft zu beobachtenden starken Wechsel der Krankheitserscheinungen während des Verlaufes, die auch noch nach Beendigung des eigentlichen freien Intervalls manchmal auftretenden langanhaltenden Besserungen und auch den nicht selten plötzlichen Eintritt von Störungen — gelegentlich im Anschluß an eine sekundäre Schädigung — nicht erklären. Ebenso scheint uns diese Vorstellung in Widerspruch zu stehen zu den anatomischen Befunden. Wir möchten annehmen, daß das freie Intervall einer Phase des kompensierten Hirndruckes entspricht und der Eintritt der Dekompensation nicht von einer Größenzunahme des Hämatoms abhängt, sondern einerseits eine Frage der Zeit ist, andererseits auch von zusätzlichen Veränderungen nach Art eines sekundären Hirnödems oder sekundärer Kreislaufstörungen bestimmt wird.

Die auch an unserem Krankengut bestätigte Erfahrung, daß auch nach sehr leichten Verletzungen — sogar bei jungen Menschen — Durablutungen auftreten können mit zeitlich abgrenzbaren klinischen Erscheinungen und dem Merkmal der Einmaligkeit, die Tatsache, daß andererseits die überwiegende Mehrzahl derartiger Verletzungen nicht zu Durablutungen führt und schließlich die Beobachtung, daß bei Männern das subdurale Hämatom sehr viel häufiger auftritt als bei Frauen, veranlassen uns, einen zur Blutung disponierenden Faktor zu vermuten. Dabei meinen wir, daß die Frage nach diesem disponierenden Faktor nur zusammen mit der ebenfalls noch nicht befriedigend geklärten Frage nach der Blutungsquelle beim traumatischen subduralen Hämatom beantwortet werden kann. Wieweit Gefäßanomalien, vielleicht nach Art der von MITTENZWEIG (1889) beschriebenen abnorm inserierenden Venen hier bedeutungsvoll sind, bedarf unserer Auffassung nach der weiteren Überprüfung. Als weiteres Problem ergibt sich hier die Frage, ob solche Gefäßmißbildungen auch unabhängig von einer Pachymeningitis haemorrhagica interna zu spontanen Durablutungen führen können.

Die klinischen Erfahrungen berechtigen unserer Meinung nach nicht dazu, das Krankheitsbild des chronischen traumatischen subduralen Hämatoms abzulehnen und immer eine Durablutung bei Pachymeningitis haemorrhagica interna anzunehmen, wie es von einigen Untersuchern in Hinblick auf pathologisch-anatomische Befunde gefordert wird. Die in diesem Zusammenhang beschriebenen morphologischen Befunde sind dem klinischen Bild des chronischen traumatischen subduralen Hämatoms nicht zuzuordnen. Sie stehen zu wesentlichen klinischen Erfahrungstatsachen in Widerspruch und können keine Erklärung für die hier auftretenden Probleme bieten.

Nur in enger Zusammenarbeit von klinischer, tierexperimenteller und pathologisch-anatomischer Forschung wird eine Klärung der noch offenen Fragen zu erreichen sein.

# Literatur

Das Literaturverzeichnis will eine möglichst vollständige Darstellung des vorliegenden Schrifttums über das subdurale Hämatom und die differentialdiagnostisch abzugrenzenden Krankheitsbilder geben. Auch Arbeiten von historischem Interesse wurden aufgenommen. Wegen des Umfanges der Literatur konnten nicht alle Arbeiten im Text einzeln erwähnt werden.


ABBOTT, W. D., F. O. DUE and W. A. NOSIK: Psychiatric diagnosis of subdural hematoma and effusion from blast. Amer. J. Psychiat. **100**, 98 (1943).
— — — Subdural hematoma and effusion as a result of blast injuries. J. Amer. med. Ass. **121**, 664 (1943).
ALBERTINI, A. v.: Zur Frage der traumatischen Genese der Pachymeningitis hämorrhagica interna. Schweiz. Z. allg. Path. **4**, 442 (1941).
— Zur Differentialdiagnose der Apoplexia sanguinea. Schweiz. med. Wschr. **72**, 1213 (1942).
— Weitere Beiträge zur Pathogenese der idiopathischen Pachymeningitis hämorrhagica interna. Schweiz. Z. allg. Path. **5**, 293 (1942).
ALBRECHT, K., u. W. DRESSLER: Über serienangiographische Besonderheiten beim subduralen Hämatom: Fortschr. Röntgenstr. **83**, 316 (1955).
BAILLARGER: Du siège des quelques hémorrhagies méningées. Thèse (Paris) 1837.
— Arch. gén. méd. **5**, 91 (1839); zit. n. H. KRAYENBÜHL u. G. NOTO.
BASSETT, R. C., and L. J. LEMMEN: Subdural hematoma associated with bleeding intracranial aneurysm. J. Neurosurg. **9**, 443 (1952).
BASSO, U.: Osservazioni su un caso di aneurisma intracranico della cerebrale media. Arch. ital. Anat. Istol. pat. **32**, 158 (1958).
BERGMAN, PH. S., M. NATHANSON and E. D. FRIEDMAN: Results of exploration in patients with clinical diagnosis of subdural hematoma. J. Amer. med. Ass. **149**, 1529 (1952).
BERTHA, H., F. HEPPNER, F. L. JENKNER, H. LECHNER u. R. RODLER: Zur Deutung des Schädelrheogramms. Zbl. Neurochir. **15**, 257 (1957).
BETTAG, W.: Über chronische subdurale Hämatome. Acta neurochir. (Wien) **5**, 69 (1957).
BINGEL, A.: Die röntgenographische Darstellung des Gehirns. Klin. Wschr. **1922**, 2191.
— Enzephalographische Erfahrungen. Z. Neurol. **114**, 323 (1928).
BISGAARD-FRANTZEN, C. F., and M. DALBY: Acute subdural hematoma. Acta psychiat. (Kbh.) **32**, 117 (1957).
BOEHM, R.: Experimentelle Studien über die Dura mater des Menschen und der Säugetiere. Virchows Arch. path. Anat. **47**, 218 (1869).
BOHUNEK, V.: Ein außergewöhnlicher Fall eines epiduralen Hämatoms. Acta univ. palack. olomuc. **5**, 31 (1955); zit. n. K. THUMS: Zbl. ges. Neurol. Psychiat. **138**, 336 (1956/57).
BORDI, S., e F. PAPARO: Quadro di ematoma subdurale regredito spontanemente. Riv. neurol. **26**, 188 (1956).
BOUDET, E.: Mémoire sur l'hémorrhagie des méninges. J. connaiss. méd.-chir. (1838 u. 1839); zit. n. W. SCHUBERG.
BRION, W.: Die operative Behandlung der intraduralen Blutungen traumatischen Ursprungs. Dissertation, Straßburg 1896.
BRODIN, H.: Extradural hematomas. A survey of cases covering a 20-year period with special reference to diagnosis. Acta chir. scand. **102**, 99 (1951/52).
BROWDER, J.: A resumé of the principal diagnostic features of subdural hematoma. Bull. N. Y. Acad. Med. **19**, 168 (1943).
— H. A. KAPLAN, A. W. COOK and A. M. RABINER: Regional edema of brain in subdural hematoma. Transact. Amer. neurol. Ass. **135**, 1955 (1956).
BRUNET, D.: Recherches sur les néomembranes et les kystes de l'arachnoide. Thèse (Paris) 1859.

Bull, J. W. D.: The radiological diagnosis of chronic subdural hematoma. Proc. roy. Soc. Med. 33, 203 (1940).

Bushe, K. A.: Über den Wert des Hirnstrombildes für die Diagnose des epiduralen Hämatoms. Chirurg 25, 533 (1954).

— Das EEG beim epiduralen Hämatom. 4. Tagg. dtsch. EEG-Ges. 1954; ref. in Nervenarzt 26, 40 (1955).

Buss, O.: Zwei Fälle von Pachymeningitis interna hämorrhagica nach Trauma. Z. klin. Med. 38, 451 (1899).

Busse, O.: Über Haematoma durae matris und Schädeltrauma. Münch. med. Wschr. 65, 863 (1918).

Cairns, H.: Störung der Sekretion und Resorption der Cerebrospinalflüssigkeit und ihre Behandlung. Dtsch. Z. Nervenheilk. 138, 180 (1935).

Cammack, K. V., K. Welborn and G. J. Curry: Injuries to the head. Amer. J. Surg. 96, 615 (1958).

Campbell, J. A.: Intracranial haemorrhage in mices receiving injections of glycerol. J. Path. Bact. 77, 123 (1959).

Chambers, J. W.: Acute subdural haematoma. J. Neurosurg. 8, 263 (1951).

Charcot et Vulpian: Sur les néomembranes de la dure-mère, à propos d'un cas d'hémorrhagie intraméningée. Gaz. hebd. méd. (Paris) 7, 728, 789 u. 821 (1860).

Chavany, J. A., et P. Namin: Un cas d'hématome basilaire avec contusion cérébrale associée. Presse méd. 61, 1077 (1953).

— et J. Pecker: Les hématomes traumatiques intracraniens de l'adulte. Progr. méd. (Paris) 80, 195 (1952).

— B. Pertuiset et B. Weil: A propos d'un coma très singulier. Collapsus cérébral spontané et hómatomo sous dural socondairc. Presse mód. 61, 112 (1053).

— — — et D. Hagenmuller: Les troubles humoreux observés aux cours de l'évolution d'un hématome sous-dural spontané et récidivant. Mschr. Psychiat. Neurol. 128, 315 (1954).

Christensen, E.: Studier over kronisk subduralt hematom. København: Nyt nordisk Forlag 1941.

— Studies on chronic subdural hematoma. Acta psychiat. neurol. (Kbh.) 19, 69 (1944).

— Haematoma subdurale acutum und chronicum. Hdb. Neurochir. Bd. III. Berlin, Göttingen, Heidelberg: Springer 1956.

Chusid, J. G., and C. G. de Gutiérrez-Mahoney: Ossifying subdural hematoma. J. Neurosurg. 10, 430 (1953).

Clark, E. S., and W. Gooddy: Ipsilateral third cranial nerve Palsy as a presenting sign in acute subdural haematoma. Brain 76, 266 (1953).

Clarke, E., and R. Cooper: Chronic subdural hematoma. Mental change as the principal clinical feature. Lancet 1954/1, 1260.

— and J. N. Walton: Subdural hematoma complicating intracraniel aneurysm and angioma. Brain 76, 378 (1953).

Clarke, P. R., and D. C. Jenkins: Delayed onset of signs in extradural haemorrhage. Brit. med J. 1955/II, 1190.

Coleman, C. C.: Intracranial hemorrhage following head injury. Sth. Med. J. 21, 697 (1928).

— Chronic subdural hematoma: Diagnosis and treatment. Amer. J. Surg. 28, 341 (1935).

Cooney, J. F., and G. S. Baker: Subdural hematoma following on operation on the spinal cord. Report of a case. Proc. Mayo Clin. 28, 364 (1953).

Corsino, G. M., E. Lugaresi e A. Riccio: L'ematoma subdurale: considerazioni cliniche ed EEG. A proposito di 25 casi chirurgicamente accertati. Riv. pat. nerv. ment. 77, 8. (1956).

— — e G. Riccio: Rilievi eeg sugli ematomi subdurali e intracerebrali. Riv. neurol. 25, 603 (1955).

Courion, J., H. Bonnet et G. Allègre: Etude électroencéphalographique de 17 hématomes sous-duraux. Rev. neurol. 83, 609 (1950).

Cruveilhier, J.: Traité d'anatomie pathologique générale. Paris 1856 u. 1862.

Cuccia, D.: Considerazioni su di un gruppo di 105 casi di ematomi sottodurali cronici. Rif. med. 71, 726 (1957).

Dahmen, G.: Über die Bedeutung des Schädeltraumas für die Ätiologie des chronischen Hämatoms der Dura mater. Zbl. Chir. 84, 129 (1959).

DANDY, W. E.: Hirnchirurgie. Leipzig: Barth 1938.

DANIELS, L. E.: Neurologic aspects of subdural hematoma. Review of 24 cases. J. nerv. ment. Dis. 105, 82 (1947).

DAVIDOFF, L. M., and C. G. DYKE: Relapsing juvenile chronic subdural hematoma. Bull. Neurol. Inst. (N. Y.) 7, 95 (1938).

DAVINI, V., e E. TARTARINI: Analisi clinica di 47 casi di ematoma sottodurale cronico emisferico controllati chirurgicamente. Sist. nerv. 7, 249 (1955).

DECKER, K.: Ergebnisse der Hirnarteriographie. Regensburg. Jb. ärztl. Fortbild. 5, 17 (1956/57).

— u. E. HIPP: Spätveränderungen nach kindlichen Subduralblutungen. Fortschr. Röntgenstr. 82, 375 (1955).

DRESSLER, W., u. K. ALBRECHT: Klinische Betrachtungen zur Pathogenese des subduralen Hämatoms. Acta neurochir. (Wien) 5, 46 (1957).

DUPLAY, J., J. POSTEL et R. COROMINE: Corticothérapie dans les suites des hématomes sous-duraux opérés. Neuro-chirurgie 3, 223 (1957).

DYKE, C. G.: A pathognomic encephalographic sign of subdural hematoma. Bull. neurol. Inst. (N. Y.) 5, 135 (1936).

— and L. M. DAVIDOFF: Chronic subdural hematoma. Bull. neurol. Inst. (.N Y.) 7, 112 (1938).

ECHLIN, F.: Traumatic subdural hematoma acute, subacute and chronic. An analysis of seventy operated cases. J. Neurosurg. 6, 294 (1949).

ECKER, A. D., and E. W. ANTHONY: Head injuries from the ophthalmologist's viewpoint. Brit. J. Ophthal. 29, 43 (1945).

ERCHUL, J. W., and H. S. ROSENBERG: Ossified dural hematoma. U. S. armed. Forces med. J. 3, 733 (1952).

FAGIN, I. D., D. J. MEHAN and H. H. GASS: Hyponatremia and hypochloremia as a complication of head injury. A. M. A. Arch. Neurol. Psychiat. 80, 562 (1958).

FARAGÓ, I.: Über neurologische Syndrome beim Epiduralhämatom. Confin. neurol. (Basel) 19, 118 (1959).

FELD, M.: Contribution à l'étude des hématomes sous-duraux spontanés. Rev. neurol. 79, 97 (1947).

FERNER, H., u. R. KAUTZKY: Angewandte Anatomie des Gehirns und seiner Häute. Handb. Neurochir., Bd. I/1. Berlin, Göttingen, Heidelberg: Springer 1959.

FERRARIS, M., e M. DE NEGRI: Sui disturbi psichici in corso di ematoma endocranico sottodurale cronico. Sist. nerv. 6, 321 (1954).

FERRIER, S., et M. A. MÉGEVAND: Electro-encéphalogramme et diagnostic de l'hématome sous-dural chez l'enfant. Rev. Oto-neuro-ophth. 27, 383 (1955).

FINBERG, L.: Pathogenesis of lesions in the nervous system in hypernatremic states. I. Clinical observations of infants. Pediatrics 23, 40 (1959)

— C. LUTARELL and H. REDD: Pathogenesis of lesions in the nervous system in hypernatremic states. II. Experimental studies of gross anatomic changes and alterations of chemical composition of the tissues. Pediatrics 23, 46 (1959).

FISCHER, R., et G. DE MORSIER: Hématome sous-dural chronique posttraumatique. Opération-Guérison. Presse méd. 1933, 1517.

FISHER, R. G., J. K. KIM and E. SACHS jr.: Complication in posterior fossa due to occipital trauma; their operability. J. Amer. med. Ass. 167, 176 (1958).

FLEMING, H. W., and O. W. JONES jr.: Chronic subdural haematoma; simple drainage as method of treatment; report of 8 cases. Surg. Gynec. Obstet. 54, 81 (1932).

FLORIS, V., e C. MOROCUTTI: Singolari disturbi del linguaggio in un caso di ematoma subdurale. Riv. Neurol. 25, 126 (1955).

FRAZIER, C. H.: The surgical management of chronic subdural hematoma. Ann. Surg. 101, 671 (1935).

FRIEDMANN, G., E. SCHMIDT-WITTKAMP u. W. WALTER: Das Carotisangiogramm bei subduralen Hämatomen unter besonderer Berücksichtigung der Altersbestimmung. Dtsch. Z. Nervenheilk. 179, 589 (1959).

— — — Zur Diagnose des epiduralen Hämatoms im Caritisangiogramm. Dtsch. Z. Nervenheilk. 179, 603 (1959).

GARCIN, R., J. GUILLEAUME et J. SIGWALD: Hématome sous-dural à symptomatologie fronto-calleuse. Rev. neurol. 74, 220 (1942).
GARDNER, W. J.: Traumatic subdural hematoma. With particular reference to the latent interval. A. M. A. Arch. Neurol. Psychiat. 27, 847 (1932).
— Traumatic subdural hematoma. A report of 22 cases. Ohio St. med. J. 31, 660 (1935).
GEHUCHTEN, P. VAN, et P. MARTIN: Les hématomes sous-duraux chroniques. Rev. neurol. 64, 178 (1932).
GELLERSTEDT, N.: Erkrankungen der Dura mater. Handb. spez. path. Anat. Histol., Bd. XIII/4. Berlin, Göttingen, Heidelberg: Springer 1956.
GERLACH, G., u. H. W. STEINMANN: Hirnelektrische Befunde bei subduralen Hämatomen. Zbl. Neurochir. 13, 107 (1953).
GERLACH, J.: Subduralhämatom und erniedrigter Schädelinnendruck. Dtsch. Z. Nervenheilk. 160, 387 (1949).
— Erkennung, Behandlung und Prognose der intrakraniellen Blutungen und Hämatome. Med. Klin. 52, 1914, 1994 u. 2031 (1957).
GHIRARDI, L.: Il segno di Dyke negli ematomi sottodurali cronici della volta artatamente indotto. Sist. nerv. 6, 126 (1954).
— e E. TARTARINI: Considerazioni sul quadro angiografico cerebrale nell'ematoma subdurale. Sist. nerv. 3, 325 (1951).
GIRARD, F.: Essais de reproduction expérimentale de l'hématome sous-dural. C. R. Soc. Biol. (Paris) 149, 1961 (1955).
GLONIG, K., u. E. M. KLAUSBERGER: Angiographische Differentialdiagnosen zum subduralen Hämatom. Wien. klin. Wschr. 68, 119 (1956).
— — Über das basale subdurale Hämatom. Acta neurochir (Wien) 5, 205 (1957).
GOLDEN, J., G. L. ODOM and B. WOODHALL: Subdural hematoma following subarachnoid hemorrhage. A. M. A. Arch. Neurol. Psychiat. 69, 486 (1953).
GOVEN, C. D., and F. B. WALSH: Symptomatology of subdural hematoma in infants and in adults. Comparative study, with particular reference to ocular signs. An observation concerning pathogenesis of subdural hematoma. A. M. A. Arch. Ophthal. 37, 701 (1947).
GRANT, F. G.: Chronic subdural haematoma. Ann. Surg. 86, 485 (1927).
GRIPONISSIOTIS, B.: Ossifying chronic subdural hematoma. J. Neurosurg. 12, 419 (1955).
GRISWOLD, R. A., and F. JELSMA: The relationship of chronic subdural hematoma and pachymeningitis hemorrhagica interna. Arch. Surg. (Chicago) 15, 45 (1927).
GROFF, R. A., and F. C. GRANT: Chronic subdural hematoma. collective review. Int. Abstr. Surg. 74, 9 (1942).
GROSS, S. W.: Posterior fossa hematomas. J. Mt Sinai Hosp. 22, 286 (1955).
GUILLEAUME, J., et D. ŒCONOMOS: Collapsus cérébral et hématomes sous-duraux. Rev. neurol. 84, 185 (1951).
GURDJIAN, E. S.: Studies on acute cranial and intracranial injuries. Ann. Surg. 97, 327 (1933).
— and J. WEBSTER: Traumatic intracranial hemorrhage. Amer. J. Surg. 75, 82 (1948).
HANKE, H.: Das subdurale Hämatom. Ergebn. Chir. Orthop. 32, 1 (1939).
HEERSEMA, P., and J. FREEMAN: Importance of diagnosting chronic subdural hematoma. Med. Clin. N. Amer. 59. 1042 (1945).
HEILMANN, P.: Über die Rolle von Gefäßhamartien in der Pathogenese der Pachymeningitis haemorrhagica interna. Virchows Arch. path. Anat. 301, 547 (1938).
HENSCHEN, C.: Diagnostik und Operation der traumatischen Subduralblutung. Langenbecks Arch. klin. Chir. 99, 67 (1912).
— Die diagnostische und therapeutische Fontanellenaspiration des subduralen Geburts-hämatoms der Neugeborenen. Zbl. ges. Gynäk. 37, 925 (1913).
— Zur Pathologie, Diagnostik und Therapie der blutenden Dura (Pachymeningosis u. Pachy-meningitis haemorrhagica interna). Schweiz. med. Wschr. 60, 599 (1930).
HEPPNER, F.: Das chronische Subduralhämatom im Kindesalter. Wien. klin. Wschr. 70, 924 (1958).
HESCHL, R.: Compendium der allgemeinen und speziellen Anatomie. Wien: Braumüller 1855.
HOFF, H., u. H. TSCHABITSCHER: Die intracraniellen extracerebralen Blutungen. Med. Klin. 48, 1317 (1953).

HOFFMANN, G. R.: Contribution à l'étude de l'hématome sousdural chronique. Acta chir. belg. **47**, 569 (1948).

HOLUB, K.: Ein Fall von subduralem Hämatom der hinteren Schädelgrube. Zbl. Neurochir. **13**, 48 (1953).

— Über den intrakraniellen Unterdruck und seine Behandlung. Wien. Z. Nervenheilk. **12**, 171 (1955/56).

— Epidurale Hämatome über der einen und akute subdurale Hämatome über der anderen Großhirnhemisphäre. Wien. Z. Nervenheilk. **12**, 342 (1955/56).

HORRAX, G., and L. J. POPPEN: The recognition and treatment of chronic subdural hematoma: a favorable intracranial condition frequently overlooked. Surg. Clin. N. Amer. **15**, 1489 (1935).

— — The frequency, recognition and treatment of subdural hematomas. New Engl. J. Med. **216**, 381 (1937).

HUBER, K.: Über 2 Fälle von doppelseitigem subduralen Hämatom. Zbl. Chir. **68**, 295 (1941).

— Das chronische subdurale Hämatom. Wien. med. Wschr. **100**, 626 (1950).

— Diagnostische und therapeutische Erfahrungen beim subduralen Hämatom. Wien. med. Wschr. **108**, 935 (1958).

HUGUENIN, O.: Acute und chronische Entzündungen des Gehirns und seiner Häute. Ziemssens Handb. spez. Path. Leipzig 1876.

IMLER, R. L., and F. M. SKULTETY: Subacute extradural hematomas. Ann. Surg. **140**, 194 (1954).

IRSIGLER, F. J.: Recent experiences with extradural haemorrhage. S. Afr. med. J. **32**, 187 (1958).

JACKSON, H.: Chronic subdural hematoma. S. Afr. med. J. **27**, 83 (1953).

JACKSON, I. J., and TH. J. SPEAKMAN: Chronic extradural hematoma. J. Neurosurg. **7**, 444 (1950).

JACOBSEN, H.: Interhemispherically situated hematoma; case. Acta radiol. (Stockh.) **43**, 235 (1955).

JAKOBI, W.: Beitrag zur Lymphzirkulation der harten Hirnhaut. Jb. Psychiat. Neurol. **43**, 179 (1924).

JAMIESON, K. G.: Extradural hemorrhage. Med. J. Aust. **1**, 938 (1954).

JAROSCH, K., u. R. STRELI: Subdurales Hämatom und Unfall. Klin. Med. (Wien) **12**, 342 (1957).

JASPER, H. H., J. KERSHMAN and A. ELVIDGE: Electroencephalographic studies of injury to the head. A. M. A. Arch. Neurol. Psychiat. **44**, 328 (1940).

JAVALET, A., P. H. DAVOST et J. TUSET: Valeur localisatrice des signes ophthalmologiques et électro-encéphalographiques dans les hématomes intracraniens d'expression clinique ipsilatéral. Rev. Oto-neuro-ophthal. **30**, 247 (1958).

JELSMA, F.: Chronic subdural hematoma. Arch. Surg. (Chicago) **21**, 128 (1930).

JENKNER, F. L.: Über den Wert des Schädelrheogramms für die Diagnose zerebraler Gefäß-störungen. Wien. klin. Wschr. **69**, 619 (1957).

— Das Rheoenzephalogramm: Ein wertvolles Hilfsmittel für die Diagnosestellung bei akutem und chronischem Subduralhämatom. Wien. med. Wschr. **108**, 764 (1958).

— Rheoencephalography. Confin. neurol. (Basel) **19**, 1 (1959).

JORES, L.: Über das Verhältnis primärer subduraler Blutungen zur Pachymeningitis. Zbl. allg. Path. **9**, 841 (1889).

— u. H. LAURENT: Histologie und Histogenese der Pachymeningitis haemorrhagica interna. Beitr. path. Anat. **29**, 486 (1901).

JÜRGENS, J.: Die klinische Bedeutung fibrinolytischer Vorgänge. Dtsch. med. Wschr. **84**, 2285 (1959).

KAFKA, V.: Über den gerinnungsaktiven Körper in der Cerebrospinalflüssigkeit. Nervenarzt **26**, 166 (1955).

KAPLAN, A.: Chronic subdural haematoma: a study of eight cases with special reference to the state of the pupil. Brain **54**, 430 (1931).

— Chronic subdural hematoma. Jewish Mem. Hosp. Bull. (N. Y.) **1**, 81 (1956).

— W. HUBER and J. BROWDER: Electroencephalogram in subdural haematoma. A consideration of its pathology. J. Neuropath. exp. Neurol. **15**, 65 (1956).

KASEMEYER, E.: Über posttraumatische Pachymeningitis unter dem Bilde der posttraumatischen Neurose und über deren unfallgerichtliche Bedeutung. Friedreichs Bl. gerichtl. Med. **62**, 293, 339 u. 401 (1911).

KAUTZKY, R., u. H. SCHRÖDER: Ungewöhnliche Formen des epiduralen Hämatoms. Zbl. Neurochir. **15**, 196 (1955).

KEEGAN, J. J.: Chronic subdural hematoma: Etiology and treatment. Arch. Surg. (Chicago) **27**, 629 (1933).

KENNEDY, F., and H. WORTIS: „Acute" subdural hematoma and acute epidural hemorrhage. A study of seventy-two cases of hematoma and seventeen cases of hemorrhage. Surg. Gynec. Obstet. **63**, 732 (1936).

KESSEL, F. K.: Neurochirurgische Bemerkungen über einige französische Könige. Münch. med. Wschr. **101**, 1585 u. 1624 (1959).

KETY, S. S., and C. F. SCHMIDT: The determination of cerebral blood flow in man by the use of nitrous oxide in low concentrations. Amer. J. Physiol. **143**, 53 (1945).

— — The nitrous oxide method for the quantative determination of cerebral blood flow in man. J. clin. Invest. **27**, 476 (1948).

KEY, A., u. G. RETZIUS: Studien in der Anatomie des Nervensystems und des Bindegewebes. Stockholm 1875/76.

KING, A. B., and J. W. CHAMBERS: Delayed onset of symptoms due to extradural hematomas. Surgery **31**, 839 (1952).

KING, J. E. J.: Hematomas: extradural, subdural and subcortical. Amer. J. Surg. **59**, 248 (1943).

KLINGLER, M., u. U. HEIM: Über das traumatische subdurale Hämatom. Praktische Hinweise. Praxis **6**, 93, (1953).

— u. H. R. SCHULTHEISS: Über die Blutungsquelle beim akuten subduralen Hämatom. Dtsch. med. Wschr. **83**, 574 (1958).

KLOSS, K.: Zur Frage des verlängerten „luciden Intervalls". Wien. klin. Wschr. **70**, 928 (1958).

KRAULAND, W.: Verletzungen der Schlagaderzweige an der Mantelfläche des Gehirns durch stumpfe Gewalt ohne Schädelbruch als Quelle tödlicher subduraler Blutungen. Dtsch. Z. Nervenheilk. **175**, 54 (1956).

KRAYENBÜHL, H., u. G. NOTO: Das intrakranielle subdurale Hämatom. Bern: Huber 1949.

— u. R. RICHTER: Die zerebrale Angiographie. Stuttgart: Thieme 1952.

KREMIANSKY, J.: Über die Pachymeningitis interna haemorrhagica bei Menschen und Hunden. Arch. path. Anat. **42**, 129 u. 321 (1868).

KUHLENDAHL, H.: Klinische Beiträge zur Frage des subduralen Hydroms und Hämatoms. Zbl. Neurochir. **10**, 283 (1950).

KUNKEL, P. A., and W. E. DANDY: Subdural hematoma. Diagnosis and treatment. Arch. Surg. (Chicago) **38**, 24 (1939).

LaLONDE, A. A., and W. J. GARDNER: Chronic subdural hematoma. Expansion of compressed cerebral hemisphere and relief of hypotension by spinal injection of physiologic saline solution. New Engl. J. Med. **239**, 493 (1948).

LANGER, K. v.: Über die Blutgefäße der Knochen des Schädeldaches und der harten Hirnhaut. Denkschr. Akad. Wissensch. Math.-naturw. Kl. **37**, 217 (1877).

LATERZA, A., e A. RICCIO: Rapporti tra disturbi psichici e riespansione cerebrale nel corso di ematoma sottodurale. Riv. Neurol. **28**, 654 (1958).

LAUDIG, G. H., E. BROWDER, JEFFERSON and R. A. WATSON: Subdural hematoma: Ann. Surg. **113**, 170 (1941).

LAURENT, H.: Zur Histogenese der Pachymeningitis haemorrhagica interna. Dissertation Bonn 1898.

LAZORTHES, G.: Les hémorragies intracraniennes. Paris: Masson 1952.

— J. GÉRAUD et H. ANDUZE: Hématomes sous-duraux chroniques de l'adulte. Choix de la technique et artériographie cérébrale. Rev. neurol. **81**, 856 (1949).

— — — Les aspects neurochirurgicaux de l'insolation, l'hypotension céphalo-rachidienne et l'hématome sousdural. Rev. neurol. **85**, 413 (1951).

LEARY, T.: Subdural or intradural hemorrhages? Arch. Path. (Chicago) **28**, 808 (1939).

LeBEAU, J., et R. HOUDART: Hernie temporal et collapsus cérébral. Sêm. Hôp. Paris **12**, 758 (1947).

LECHNER, H.: Das EEG in der Diagnose des chronischen einseitigen subduralen Hämatoms. 5. Tagg. Dtsch. EEG Ges. 1955; ref. in Nervenarzt 27, 373 (1956).
— Zur Klinik der subduralen Blutungen. Dtsch. Z. Nervenheilk. 176, 637 (1957).
LE COUNT, E. R., and C. W. APFELBACH: Pathologic anatomy of traumatic fractures of cranial bones and concomitant injuries. J. Amer. med. Ass. 74, 501 (1920).
LEDDERHOSE: Über collaterale Hemiplegie. Arch. klin. Chir. 51, 316 (1895).
LENGGENHAGER, K.: Über stumpfe Schädel- und Gehirntraumen. Helv. chir. Acta 14, 243 (1947).
LENNARTZ, H., u. H. R. MÜLLER: Die Klinik der subduralen Hämatome unter besonderer Berücksichtigung der Frage: Trauma und subdurales Hämatom. Chirurg 27, 385 (1956).
LEVY, L. L., L. H. SEGERBERG, R. P. SCHMIDT, R. C. TURELL and E. ROSEMAN: The Electroencephalogramm in subdural hematoma. J. Neurosurg. 9, 588 (1952).
LINDGREN, E.: Zur Röntgendiagnose des Subduralhämatoms. Acta radiol. (Stockh.) 23, 368 (1942).
— Röntgenologie einschließlich Kontrastmethoden. Handb. Neurochir. Berlin, Göttingen, Heidelberg: Springer 1954.
LINK, K. H.: Traumatische sub- und intradurale Blutung — Pachymeningitis haemorrhagica. Jena: Fischer 1945.
— Zur Pathogenese des subduralen Hämatoms und der Pachymeningitis haemorrhagica interna. Zbl. Neurochir. 10, 264 (1950).
— Zum Schicksal der traumatischen subduralen Blutung. Mschr. Unfallheilk. 61, 1 (1958).
— u. H. SCHLEUSSING: Die offenen Verletzungen der Dura mater cerebralis und spinalis sowie der Blutleiter. Die traumatischen Blutungen im Bereich der harten Hirnhaut. Handb. spez. path. Anat. Hist., Bd. XIII/3, Berlin, Göttingen, Heidelberg: Springer 1955.
— — Die traumatische subdurale Blutung des Gehirns. Handb. spez. path. Anat. Histol., Bd. XIII/3, Berlin, Göttingen, Heidelberg: Springer 1955.
LÖHR, W.: Hirngefäßverletzungen in arteriografischer Darstellung. Zbl. Chir. 63, 2642 (1936).
LOEW, F., u. S. WÜSTNER: Diagnose, Behandlung und Prognose der traumatischen Hämatome des Schädelinneren Wien: Springer 1960.
LOMAN, J., and A. MEYERSON: Visualization of the cerebral vessels by direct intracarotid injection of thorium dioxide. Amer. J. Roentgenol. 35, 188 (1936).
LOMBARDI, G.: Déformations craniennes par hématome sous-dural chronique et par hydrome. J. Radiol. Électrol. 35, 854 (1954).
— Le deformazioni craniche secondarie ad ematoma cronico subdurale della prima infanzia. Radiol. med. (Torino) 41, 849 (1955).
LOUSTELOT, P.: Eisenpigmentspeicherung im Gehirn bei subduraler Blutung. Confin. neurol. (Basel) 11, 193 (1951).
MACLEAN, J. A., and L. F. LEVY: Calcified subdural hematoma. Neurology (Minneap.) 5, 520 (1955).
MÄKELÄ, T.: Traumatic extradural haemorrhage. Ann. Chir. Gynaec. Fenn. 39, 126 (1950).
MANSUY, L., A. LÉVY et M. BEAUJARD: Hématome sous-dural calcifié chez un enfant. Rev. neurol. 89, 585 (1953).
MATEOS, J. H., and R. DALY: Subdural hematoma: analytical study of 123 cases. Sth. med. J. (Bgham, Ala.) 51, 94 (1958).
MATHON, M. K.: Hématome sous-dural traumatique. Opération — guérison. Rev. neurol. 65, 866 (1936).
McDOWELL, KELLER, DOZIER, HOESSLY and ZELLER: Numbness and paralysis. U. S. armed Forces med. J. 10, 468 (1959).
McKENZIE, K. G.: A surgical and clinical study of nine cases of chronic subdural haematoma. Canad. med. Ass. J. 26, 534 (1932).
MELNIKOW-RASWEDENKOW, N.: Histologische Untersuchungen über den normalen Bau der Dura mater und über Pachymeningitis interna. Beitr. path. Anat. 28, 217 (1900).
MEREDITH, J. M.: Chronic or subacute subdural hematoma due to indirect head trauma. Report of two cases. J. Neurosurg. 8, 444 (1951).
— and R. GISH, jr.: Chronic subdural hematoma in an adult producing marked erosion and perforation of the overlying dura and skull. Report of a case with operation and recovery. J. Neurosurg. 9, 639 (1952)

Merrem, G.: Chronische subdurale Hämatome im Jugendalter nach Kopfballspiel beim Fußballsport. Zbl. Chir. **79**, 1029 (1954).

Metz, E.: Zur Diagnose des ein- und doppelseitigen subduralen Hämatoms. Zbl. Neurochir. **4**, 99 (1939).

— Zur Diagnose des ein- und doppelseitigen subduralen Hämatoms. Zbl. Chir. **68**, 295 (1941).

Metzger, O., u. D. Philippides: Etude d'un syndrome Parinaud au cours de l'évolution d'un hématome sous-dural chronique. Rev. Otol. **20**, 377 (1949).

Meurer, H., u. G. Heberer: Das chronische subdurale Hämatom. Dtsch. med. Wschr. **74**, 70 (1949).

Micheels, L. J.: Catatonic syndrome in a case of subdural hematoma. J. nerv. ment. Dis. **117**, 123 (1953).

Michel, J.: Zur näheren Kenntnis der Blut- und Lymphbahnen der Dura mater cerebralis. Ber. Verh. königl. sächs. Ges. Wissensch. **24**, 331 (1872).

Mittenzweig: Subdurale Blutung aus abnorm verlaufenden Gehirnvenen. Neurol. Cbl. **8**, 193 (1889).

Morgagni, J. B.: De sedibus et causis morborum (1765). Leipzig: Leopold Voss 1829.

Mosberg jr., W. H., and G. W. Smith: Calcified solid subdural hematoma. J. nerv. ment. Dis. **115**, 163 (1952).

Müller, N.: Das subdurale Hämatom als Todesursache nach Boxkampf. Dtsch. Z. gerichtl. Med. **44**, 763 (1956).

Munro, D.: The diagnosis and treatment of subdural hematoma. New Engl. J. Med. **210**, 1145 (1934).

— Cerebral subdural hematomas. A study of three hundred and ten verified cases. New Engl. J. Med. **227**, 87 (1942).

— The treatment of injuries to the nervous system. Philadelphia: Saunders 1952.

— and H. H. Merrit: Surgical pathology of subdural hematoma. A. M. A. Arch. Neurol. Psychiat. **35**, 64 (1936).

Muntoni, E.: Studio sperimentale dell'ematoma sottodurale. Sperimentale **96**, 8 (1942).

Mussler, K. H., u. R. Schwarz: Diagnose und operative Beseitigung eines 13 Tage alten epiduralen Hämatoms. Nervenarzt **26**, 489 (1955).

Nathanson, M., H. Cravieto and B. Cohen: Subdural hematoma related to anticoagulation therapy. Ann. intern. Med. **49**, 1368 (1958).

Neisser, E., u. K. Pollack: Die Hirnpunktion. Mitt. Grenzgeb. med. Chir. **13**, 807 (1902).

Nelson, J.: Involvement of the brainstem in the presence of subdural hematoma. J. Amer. med. Ass. **119**, 864 (1942).

Nonne, M.: Zwei Fälle von Hämatom der Dura mater, die mittelst Schädelbohrung diagnostiziert wurden. Münch. med. Wschr. **54**, 909 (1907).

Nora, P. F., and P. R. Rosenbluth: Chronic extradural hematoma. Amer. J. Surg. **94**, 628 (1957).

Nordlie, R.: Chronic subdural hematoma with particular reference to the diagnosis. Oslo: Grundt 1958.

Norman, O.: Angiographic differentiation between acute and chronic subdural and extradural haematomas. Acta radiol. (Stockh.) **46**, 371 (1956).

Nose, S.: Zur Struktur der Dura mater des Menschen. Arb. Neurol. Inst. (Wien) 8, 67 (1902).

Okonek, G.: Spätergebnisse nach operativer Behandlung des subduralen Hämatoms. Zbl. Neurochir. **10**, 279 (1950).

O'Malley, J. B., and C. M. Saunders: The „relation" of Andreas Vesalius on the death of Henry II of France. J. Hist. Med. **3**, 297 (1948).

Paillas, J., et R. Naquet: Corrélations électro-anatomocliniques au cours des hématomes sous-duraux. Rev. neurol. **83**, 602 (1950).

— et G. Piganiol: Hématomes sous-duraux (A propos de 35 observations). Marseille chir. **2**, 35 (1950).

Pampari, D.: L'ematoma sottodurale traumatico (ricerche sperimentali). Ann. ital. chir. **17**, 741 (1938).

Paré, A.: The apologie and treatise: zit. n. F. K. Kessel.

Pecker, J., A. Javalet et J. Tuset: Le réflexe pollico-mentonnier dans les hématomes sous-duraux; son évolution en fonction du degré du collapsus cérébral. Rev. neurol. **98**, 65 (1958).

PEDERSEN, O.: Über das traumatische subdurale Hämatom. Zugleich ein Beitrag zur Kenntnis des gerichteten Hirndruckes. Dtsch. Z. Nervenheilk. **138**, 229 (1935).

PENFIELD, W. G.: The cranial subdural space. Anat. Rec. **28**, 173 (1924).

PERO, C.: L'ematoma sottodurale. Particolari aspetti clinici e radiologici. Acta neurol. (Napoli) **4**, 1 (1949).

PETERS, G.: Trauma und Pachymeningitis haemorrhagica interna. Zbl. Neurochir. **10**, 280 (1950).

— Die Pachymeningitis hämorrhagica interna, das intradurale Hämatom und das chronische subdurale Hämatom. Fortschr. Neurol. Psychiat. **19**, 486((1951).

— Spezielle Pathologie der Krankheiten des zentralen und peripheren Nervensystems. Stuttgart: Thieme 1951.

PETIT-DUTAILLIS, D.: Hématome sous-dural traumatique sans traumatisme du crâne. Rev. neurol. **75**, 152 (1943).

— R. MESSIMY, J. PECKER et P. NAMIN: Les hématomes sous-duraux à symptomatologie frontale. Presse méd. **61**, 487 (1953).

— B. PERTUISET et J. ROUGERIE: Interêt de l'angiographie cérébrale comme moyen de diagnostic et de localisation des hématomes intracraniens de l'ètage sus-tentoriel. Presse méd. **60**, 712 (1952).

— and H. W. PITTMAN: Aneurysms of the middle cerebral artery. J. Neurosurg. **12**, 1 (1955).

PFEIFER, R. A.: Grundlegende Untersuchungen für die Angioarchitektonik des menschlichen Gehirns. Berlin: Springer 1930.

PFEIFFER, R. L.: Infratemporal subdural hematoma as a cause of exophthalmus. A. M. A. Arch. Ophthal. **61**, 274 (1959).

PHILIPPIDES, D., B. MONTRIEUL et R. STEIMLÉ: Traitement de l'hématome sous-dural chronique. Etude de 31 observations personelles. J. chir. (Paris) **69**, 947 (1953).

POPPEN, J. L.: Chronic subdural hematomas. Geriatrics **10**, 49 (1955).

— and R. E. STRAIN: Chronic subdural hematomas. Surg. Clin. N. Amer. **32**, 791 (1952).

POURPRE, TOURNOUX et REBUFFAT: Hématome sous-dural de la fosse postérieure. Neurochirurgie **3**, 200 (1957).

PREVEDI, G.: La roentgenterapia nel trattamento dell'ematoma subdurale subacute e cronico. Radiol. med. (Torino) **41**, 458 (1955).

PRUS, E.: Mémoires sur les deux maladies, connues sous le nom d'apoplexie méningése. Mêm. acad. méd. **11**, 18 (1845); zit. n. W. SCHUBERG.

PUTNAM, T. J., and H. CUSHING: Chronic subdural hematoma. Arch. Surg. (Chicago) **11**, 329 (1925).

— and I. K. PUTNAM: The experimental study of pachymeningitis hemorrhagica. J. nerv. ment. Dis. **65**, 260 (1927).

QUANDT, J.: Die zerebralen Durchblutungsstörungen des Erwachsenen. Berlin: Verlag Volk und Gesundheit 1959.

RAND, C. W.: Chronic subdural hematoma. Report of seven cases. Arch. Surg. (Chicago) **14**, 1136 (1927).

REID, W. L., and W. V. CONE: The mechanism of fixed dilatation of the pupil resulting from ipsilateral cerebral compression. J. Amer. med. Ass. **112**, 2030 (1939).

RENGER, F.: Chronisches Durahämatom durch „Medizin" Ballwurf mit tödlichem Ausgang. Dtsch. Gesundh.-Wes. **4**, 1301 (1949).

RITZMANN, M.: Die zerebrale Fettembolie. Psychiatria (Basel) **135**, 301 (1958).

ROBINSON, R. G.: Treatment of subacute and chronic subdural hematomas. Brit. med. J. **1955/1**, 21.

— Subdural hematoma in an adult after air encephalography. J. Neurol. Neurosurg. Psychiat. **20**, 131 (1957).

RODIN, E. A., R. G. BICKFORD and H. J. SVIEN: Electroencephalographic findings associated with subdural hematoma: Review of forty five cases. A. M. A. Arch. Neurol. Psychiat. **69**, 743 (1953).

SCHATTEN, W. E., u. R. SCHWARZ: Diagnostic errors due to high spinal fluid leukocyte count in subdural hematoma. J. Amer. med. Ass. **159**, 559 (1955).

SCHEID, W.: Die Zirkulationsstörungen des Gehirns und seiner Häute. Handb. inn. Med.. Bd. V/3, Berlin, Göttingen, Heidelberg: Springer 1953.

SCHEID, D.: Zirkulationsstörungen des Gehirns und seiner Häute und senile Erkrankungen. Klinik der Gegenwart. München-Berlin: Urban und Schwarzenberg (1956).

SCHIEFER, W.: Klinische Beobachtungen beim chronischen subduralen Hämatom. Hefte Unfallheilk. 55, 119 (1957).

SCHÖNBAUER, L.: Über intrakranielle Blutungen. Wien. Arch. Psychol. Psychiat. Neurol. 1, 19 (1951).

SCHÖRCHER, F.: Über die Ursachen der einseitigen Pupillenerweiterung beim epi- und subduralen Hämatom. Dtsch. Z. Chir. 248, 420 (1937).

SCHUBERG, W.: Das Hämatom durae matris bei Erwachsenen. Virchows Arch. path. Anat. 16, 464 (1859).

SCHULZE, A.: Seltene Verlaufsformen epiduraler Hämatome. Zbl. Neurochir. 17, 40 (1957).

SCOTT, M.: Spontaneous nontraumatic subdural hematomas. J. Amer. med. Ass. 141, 596 (1949).

SEDZIMIR, C. B.: Head injuries as a cause of internal carotid thrombosis. J. Neurol. Neurosurg. Psychiat. 18, 293 (1955).

SEITZ, D.: Beitrag zur Diagnose und Therapie des sogen. chronischen subduralen Hämatoms. Nervenarzt 25, 379 (1954).

SERRES, A.: Nouvelle division des apoplexies. Ann. méd. chir. hôp. (Paris) 1, 246 (1819); zit. n. T. J. PUTNAM and H. CUSHING.

SHENKIN, H. A.: The cerebral circulation in postoperative intracranial hypotension. J. Neurosurg 10, 48 (1953).

SHIMIDZU, K.: Beiträge zur Arteriographie des Gehirns — einfache percutane Methode. Langenbecks Arch. klin. Chir. 188, 295 (1937).

SIGWALD, J., H. ROGÉ, J. GUILLEAUME et Y. MAZARS: Manifestations neurologiques inhabituelles de l'hématome sous-dural chronique: aphasie, hémianopsie. Sem. Hôp. Paris 30, 4003 (1954).

SIGWART, H.: Zur Symptomatologie des subduralen Hämatoms. Zbl. Neurochir. 10, 290 (1950).

SJÖQUIST, O., u. F. K. KESSEL: Über das subdurale Hämatom. Langenbecks Arch. klin. Chir. 189, 482 (1937).

SOÓS, J., u. K. DETREHÁZY: Beiträge zur Frage der Pachymeningitis hämorrhagica intraduralis. Zbl. allg. Path. path. Anat. 93, 53 (1955).

SORGO, W.: Experimentelle Untersuchungen über die Klinik der Verquellung der Cysterna ambiens. Dtsch. Z. Nervenheilk. 149, 271 (1939).

SPATZ, H.: Gehirnpathologie im Kriege. Zbl. Neurochir. 6, 162 (1941).

— Diskussionsbem. zu Referat K. LINK. Zbl. Neurochir. 10, 302 (1950).

— Diskussionsbem. zu Referat W. WEPLER. Verh. dtsch. Ges. Path. 43. Tagung. 1959, S. 154.

SPERLING, H. J. R.: Über Pachymeningitis haemorrhagica. Dissertation, Königsberg 1872.

STEINMANN, H. W., u. A. JOST: Über einen ungewöhnlichen hirnelektrischen Befund bei einem subduralen Hämatom. Zbl. Neurochir. 15, 329 (1955).

STIEDA, A.: Diskussionsbemerkung. 2. Jahresvers. Dtsch. Ges. Neurochir. 1949. Zbl. Neurochir. 10, 299 (1950).

STREIFLER, M., E. FREUNDLICH and A. J. BELLER: Electroencephalography in subdural hematomas and effusion in infants. A. M. A. J. Dis. Child. 95, 25 (1958).

STUTEVILLE, P., and K. WELCH: Subdural hematoma in the elderly person. J. Amer. med. Ass. 168, 1445 (1958).

STUTTE, H., u. A. BROBEIL: Beitrag zur Klinik des Subduralhämatoms. Nervenarzt 19, 21 (1948).

SUNDERLAND, S., and K. C. BRADLEY: Disturbances of oculomotor function accompanying extradural haemorrhage. J. Neurol. Neurosurg. Psychiat. 16, 35 (1953).

SUTER, A.: Über die Ätiologie und Pathogenese der Pachymeningitis haemorrhagica interna und ihre Beziehungen zur B1 Hypovitaminose. Mschr. Psychiat Neurol. 113, 257 (1947).

TARTARINI, E.: L'arteriogramma laterale nell'ematoma sottodurale. Sist. nerv. 6, 108 (1954).

THIBERT: Bei G. ANDRAL: Clinique méd. (Paris) 1834); zit. n. W. SCHUBERG.

THIÉBAUT, F., F. ROHNER, L. ISRAEL et D. KURTZ: L'E. E. G. dans les hématomes sousduraux subaigues et chroniques. Confin. neurol. (Basel) 18, 334 (1958).

THUREL, R.: L'hématome sousdural traumatique. Presse méd. 50, 676 (1942).

— La pathogénie de l'hématome sous-dural traumatique. Rev. neurol. 74, 139 (1942)

Tönnis, W.: Erkennung und Behandlung des intraduralen Hämatoms. Zbl. Chir. **61**, 2548 (1934).
— Behandlung stumpfer Schädelverletzungen. Nervenarzt 8, 573 (1935).
— Über Hirngeschwülste. Z. Neurol. **161**, 114 (1938).
— Anzeigestellung zur Arteriographie und Ventrikulographie bei raumbeengenden intrakraniellen Prozessen. Münch. med. Wschr. **86**, 116 (1939).
— Inwieweit ist die Kontrastmitteldiagnostik bei frischen Kopfverletzungen notwendig bzw. berechtigt. Hefte Unfallheilk. **60**, 99 (1959).
— u. W. Schiefer: Die Komplikationen bei Angiographie der Hirngefäße. Fortschr. Neurol. Psychiat. **26**, 265 (1958).
— u. W. Schiefer: Zirkulationsstörungen des Gehirns im Angiogramm. Berlin, Göttingen, Heidelberg: Springer 1959.
Torkildsen, A.: A report on 472 cases of head injury treated in the Royal Victoria Hospital Montreal. Acta psychiat. neurol. (Kbh.) **10**, 643 (1935).
Triska, H.: Das chronische subdurale Hämatom; Bericht über 84 Fälle. Wien. Z. Nervenheilk. **12**, 221 (1955).
Trotter, W.: Chronic subdural haemorrhage of traumatic origin and its relation to pachymeningitis haemorrhagica interna. Brit. J. Surg. **2**, 271 (1914).
Trowbridge, W. V., R. W. Porter and J. D. French: Chronic extradural hematomas. A. M. A. Arch. Surg. **69**, 824 (1954).
Turell, R. C., L. L. Levy and E. Roseman: The value of the electroencephalogram in selected cases of subdural hematoma. J. Neurosurg. **13**, 449 (1956).
Vance, B. M.: Fractures of the skull. Complications and causes of death. Arch. Surg. **14**, 1023 (1927).
— Ruptures of surface blood vessels on cerebral hemispheres as a cause of subdural hemorrhage. Arch. Surg. (Chicago) **61**, 992 (1950).
Vesalius, A.: The „Relation" on the death of Henry II of France; zit. n. J. B. O'Malley and C. M. Saunders.
Vigouroux, M. R.: Hematome sous-dural consécutif à la rupture d'un anévrysme sylvien superficiel. Marseille chir. **9**, 758 (1957).
Vincent, C.: Sur le diagnostic et le traitment des traumatismes kérébraux des hématomes sous-duraux en particulier. Ann. méd. (Paris) **42**, 37 (1937).
Virchow, R.: Das Hämatom der Dura mater. Verh. Phys.-Med. Ges. Würzburg 7, 134 (1857).
— Die krankhaften Geschwülste. Berlin: Hirschwald 1863.
Vleuten, C. F. van: Über Pachymeningitis haemorrhagica interna traumatica. Dissertation, Bonn 1898.
Voris, H. C.: Subdural hematoma. J. Amer. med. Ass. **132**, 686 (1946).
Wanke, R.: Zur Erkennung der chronischen subduralen Blutung. Zbl. Chir. **65**, 958 (1938).
Weber, W.: Das akute subdurale Hämatom. Zbl. Chir. **80**, 1913 (1955).
Wepfer, J. J.: Observationes anatomicae ex cadaveribus eorum, quos sustulit apoplexia. Amsterdam (1681); zit. n. T. J. Putnam and H. Cushing.
Wepler, W.: Zur Pathogenese und Begutachtung des chronischen Hämatoms der Dura mater. Zbl. Path. **91**, 406 (1954).
— Chronische Folgen traumatischer Schädigungen an der Dura mater cerebri. Verh. dtsch. Ges. Path. **43**, 90 (1959).
Wertheimer, P., J. Courion et G. E. Allégre: Étude clinique et EEG comparé de 17 hématomes sous-duraux. Rev. neurol. **83**, 370 (1950).
— et J. Dechaume: Les hématomes sous-duraux calcifiés. Acta psychiat. neurol. (Kbh.) **24**, 731 (1949).
Wickbom, I.: Angiography in posttraumatic intracranial hemorrhage. Acta radiol. (Stockh.) **32**, 249 (1949).
Wieck, H. H.: Zur Klinik der sogenannten symptomatischen Psychosen. Dtsch. med. Wschr. **81**, 1345 (1956).
Wolf, G.: Zur Differentialdiagnose des subduralen Hämatoms. Med. Klin. **49**, 1108 (1954).
— Eine dringliche Diagnose: das subdurale Hämatom. Landarzt **36**, 200 (1960).

Wolf, G.: Das Syndrom der Subarachnoidalblutung, die intrakraniellen Aneurysmen und Angiome, sowie die Hämatome und Gefäßerkrankungen im Bereich der harten Hirnhaut. Fortschr. Neurol. **28**, 363 (1960).

— u. I. Gerberding: Zur Klinik und Pathogenese der subduralen Hämatome. Dtsch. Z. Nervenheilk. **177**, 126 (1957).

Wolff, H.: Die Bedeutung des verminderten Liquordruckes in der Klinik. Leipzig: Thieme 1942.

— u. E. Bues: Zur Diagnose und Pathogenese des traumatischen subduralen Hydroms. Dtsch. Z. Nervenheilk. **176**, 40 (1957).

Zehler, H. J.: Beitrag zur Pathologie der Pachymeningitis hämorrhagica interna. Dissertation, Erlangen 1936.

Zehnder, M.: Die subduralen Hämatome. Zbl. Neurochir **2**, 339 (1937).

— Thrombolyse, Nachblutung und Embolie. Schweiz. med. Wschr. **76**, 201 (1946).

— Flüssiges Blut durch Thrombolyse in doppelt unterbundenen Gefäßstrecken. Helv. chir. Acta **14**, 162 (1947).

Zollinger, R., and R. E. Gross: Traumatic subdural hematoma. An explanation of the late onset of pressure symptomes. J. Amer. med. Ass. **103**, 245 (1935).

Zülch, K. J.: Diskussionsbemerkung. 2. Jahresvers. Dtsch. Ges. Neurochir. (Göttingen) 1949. Zbl. Neurochir. **10**, 305 (1950).

Zülch, K.: Histologische Untersuchungen bei chronischen subduralen Hämatomen. Hefte Unfallheilk. **55**, 121 (1957).

# Namenverzeichnis

(Die *kursiven* Ziffern beziehen sich auf Zitate im Schrifttum.)

ABBOT, W. D., F. O. DUE
u. W. A. NOSIK *100*

ALBERTINI, A. v. 3, 5, 6, 79,
83, *100*

ALBRECHT, K., u. W.
DRESSLER 85, 89, *100*

ALLÈGRE, G., s. COURION, J.
*101*

ALLÈGRE, G. E., s. WERT-
HEIMER, P. *110*

ALBRECHT, K., s. DRESSLER,
W. 83, 85, 89, *102*

ANDRAL, G. *109*

ANDUZE, H., s. LAZORTHES,
G. 89, *105*

ANTHONY, E. W., s. ECKER,
A. D. *102*

APFELBACH, C. W., s. LE
COUNT, E. R. *106*

BAILLARGER *100*

BAKER, G. S., s. COONEY,
J. F. 74, *101*

BASSETT, R. C., u. L. J.
LEMMEN 77, *100*

BASSO, U. 77, *100*

BEAUJARD, M., s. MANSUY,
L. *106*

BELLER, A. J., s. STREIF-
LER, M. *109*

BERGMANN, PH. S., M. NA-
THANSON u. E. D. FRIED-
MAN *100*

BERTHA, H., F. HEPPNER,
F. L. JENKNER, H. LECH-
NER u. R. RODLER *100*

BETTAG, W. 89, *100*

BICKFORD, R. G., s. RODIN,
E. A. *108*

BINGEL, A. *100*

BISGAARD-FRANTZEN, C. F.,
u. M. DALBY *100*

BOEHM, R. *100*

BOHUNEK, V. *100*

BONNET, H., s. COURION, J.
*101*

BORDI, S., u. F. PAPARO *100*

BOUDET, E. *100*

BRADLEY, K. C., s. SUNDER-
LAND, S. *109*

BRION, W. 3, *100*

BROBEIL, A., s. STUTTE, H.
75, *109*

BRODIN, H. *100*

BROWDER, E., s. LAUDIG,
G. H. 83, 85, *105*

BROWDER, J. 86, *100*

—, H. A. KAPLAN, A. W.
COOK u. A. M. RABINER
86, *100*

—, s. KAPLAN, A. *104*

BRUNET, D. *100*

BUES, E., s. WOLFF, H. 89,
*111*

BULL, J. W. D. *101*

BUSHE, K. A. *101*

BUSS, O. *101*

CAIRNS, H. 88, 89, *101*

CAMMACK, K. V., K. WEL-
BORN u. G. J. CURRY *101*

CAMPBELL, J. A. 90, *101*

CHAMBERS, J. W. *101*

—, s. KING, A. B. *105*

CHARCOT u. VULPIAN *101*

CHAVANY, J. A., u. P.
NAMIN *101*

—, u. J. PECKER 83, *101*

—, B. PERTUISET u. B.
WEIL 89, *101*

— — — u. D. HAGEN-
MULLER 94, *101*

CHRISTENSEN, E. 4, 5, 83,
*101*

CHUSID, J. G., et C. G.
GUTIÉRREZ-MAHONEY
*101*

CLARK, E. S., u. W. GOODDY
8, 77, *101*

CLARKE, E., u. R. COOPER
*101*

—, u. J. N. WALTON 77, *101*

CLARKE, P. R., u. D. C.
JENKINS *101*

COHEN, B., s. NATHANSON,
M. 94, *107*

COLEMAN, C. C. *101*

CONE, W. V., s. REID, W. L.
*108*

COOK, A. W., s. BROWDER,
J. 86, *100*

COONEY, J. F., u. G. S.
BAKER 74, *101*

COOPER, R., s. CLARKE, E.
*101*

COROMINE, R., s. DUPLAY *102*

CORSINO, G. M., E. LUGA-
RESI u. A. RICCIO *101*

— — u. G. RICCIO *101*

COURION, J., H. BONNET u.
G. ALLÈGRE *101*

—, s. WERTHEIMER, P. *110*

CRAVIETO, H., s. NATHAN-
SON, M. 94, *107*

CRUVEILHIER, J. 2, *101*

CUCCIA, D. *101*

CURRY, G. J., s. CAMMACK,
K. V. *101*

CUSHING, H., s. PUTNAM,
T. J. 3, 7, 81, 91, *108*,
*109*, *110*

DAHMEN, G. *101*

DALBY, M., s. BISGAARD-
FRANTZEN, C. F. *100*

DALY, R., s. MATEOS, J. H.
*106*

DANDY, W. E. *102*

—, s. KUNKEL, P. A. 83,
85, *105*

DANIELS, L. E. *102*

DAVIDOFF, L. M., u. C. G.
DYKE *102*

DAVINI, V., u. E. TARTA-
RINI *102*

DAVOSſ, P. H., s. JAVALET,
A. *104*

DECHAUME, J., s. WERT-
HEIMER, P. *110*

DECKER, K. *102*

—, u. E. HIPP *102*

# Sachverzeichnis